Müller - Frahling

Schön und schlank mit Schüßler-Salzen

Margit Müller-Frahling

Schön und schlank mit Schüßler-Salzen

8 farb. Abbildungen, 45 farb. Tabellen,
105 farb. Illustrationen

S. Hirzel Verlag Stuttgart

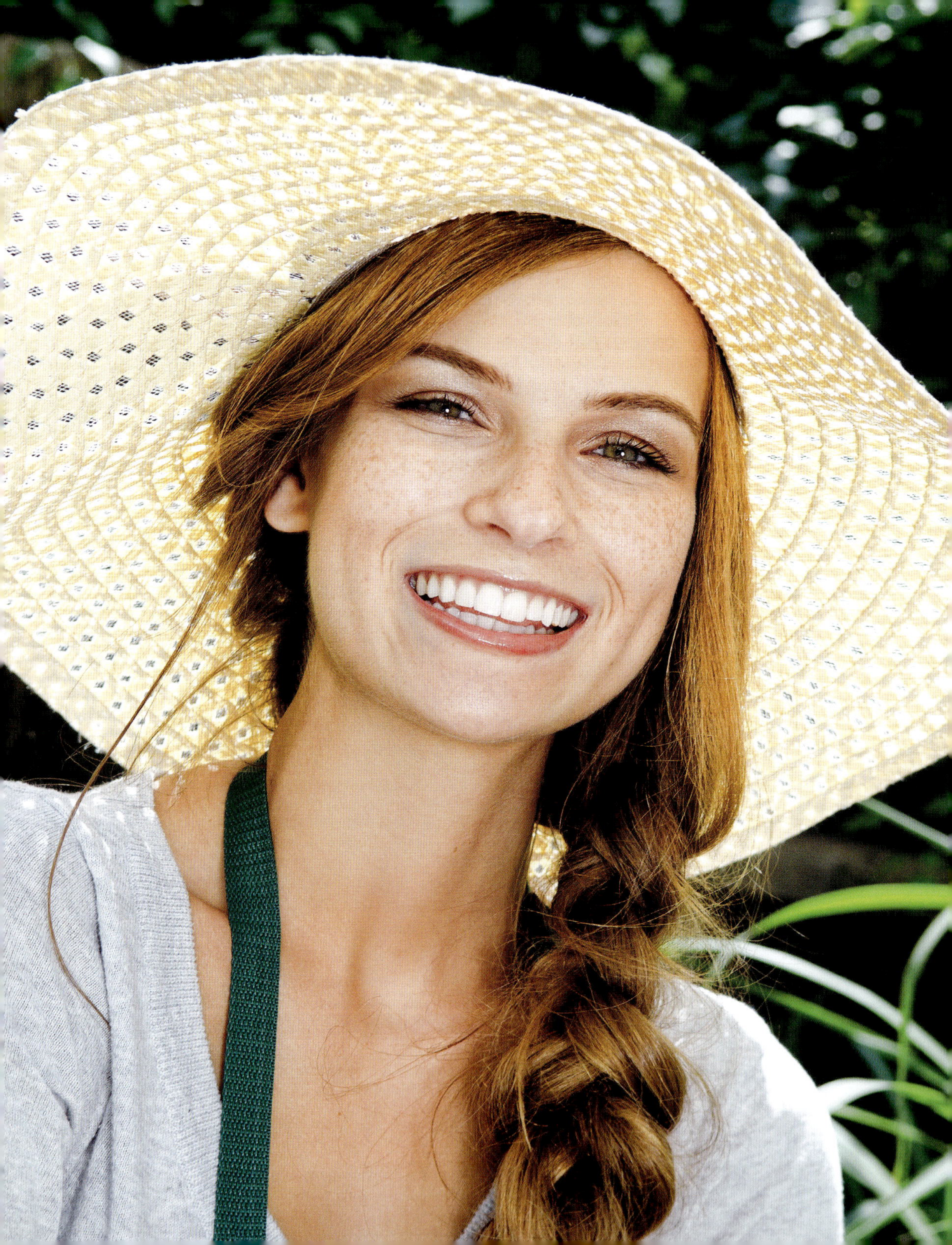

Vorwort

Schön und schlank mit Schüßler-Salzen? Ein erhöhtes Körpergewicht resultiert aus einer Kombination von Lebensstil, Umwelt und genetischen Faktoren. Eine gesunde, vollwertige, dem Energiebedarf angepasste Ernährung, ausreichend Bewegung und psychische Ausgeglichenheit sind wesentliche Aspekte, die das Körpergewicht und die Gesundheit insgesamt beeinflussen. Das wissen viele und scheitern dennoch immer wieder an Diäten. So simpel das Thema „Übergewicht" auf den ersten Blick wirkt, so komplex sind die Zusammenhänge und Anforderungen, die sich bei einer Veränderung ergeben. Nur realistische Ziele und die dauerhafte Veränderung von Lebensgewohnheiten führen langfristig zum Ziel der gesunden Gewichtsreduktion. Eine schöne Ausstrahlung und ein neues Selbstbewusstsein sind der Lohn hierfür. Oft ist Unterstützung notwendig, um die erreichten Ziele zu halten, um Rückschläge zu überwinden. Hier setzen die Schüßler-Salze an. Ihre bewährte Anwendung hilft, wenn der Stoffwechsel eine Anregung benötigt, Heißhunger auf ungesunde Lebensmittel oder Beschwerden auftreten. Mit der äußerlichen Anwendung kann Ihre gesunde Ausstrahlung zusätzlich sichtbar gewinnen.

Ich wünsche Ihnen, dass dieser Ratgeber ein wertvoller Begleiter auf dem Weg in ein leichteres Leben sein wird.

Ihre Margit Müller-Frahling

Inhalt

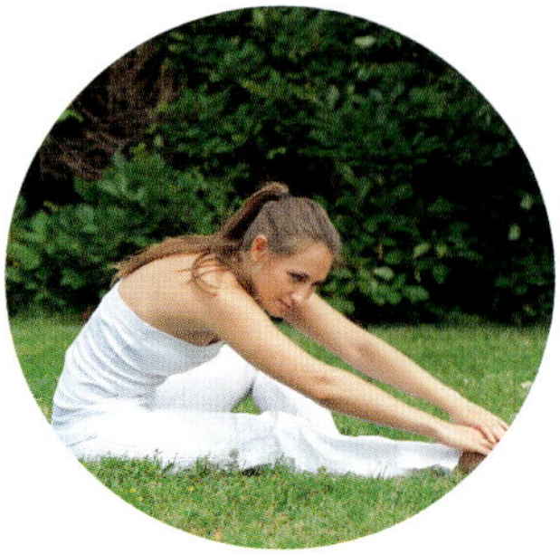

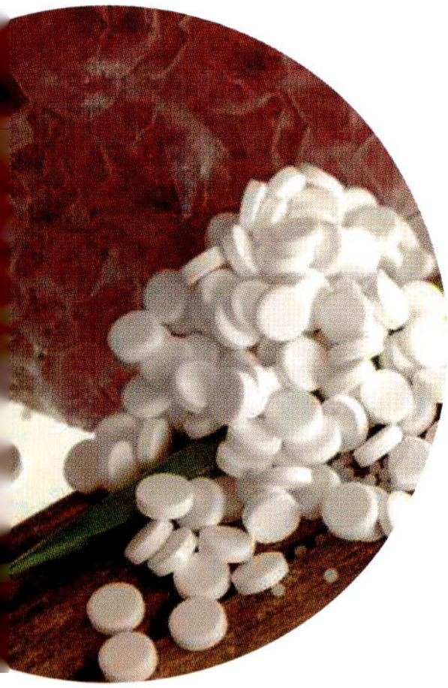

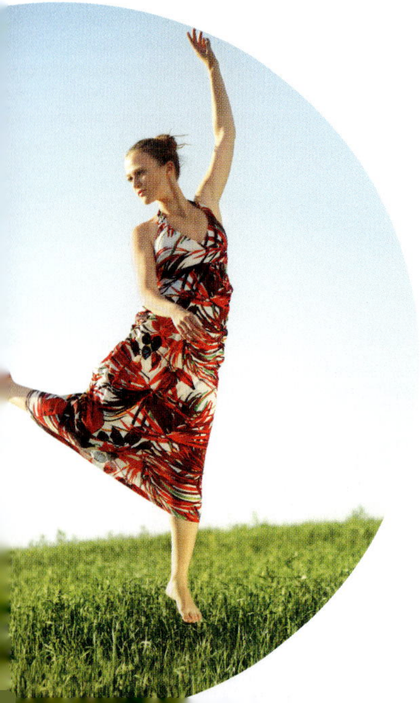

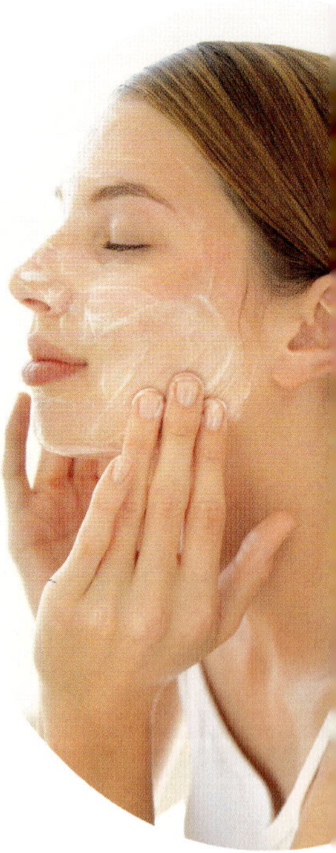

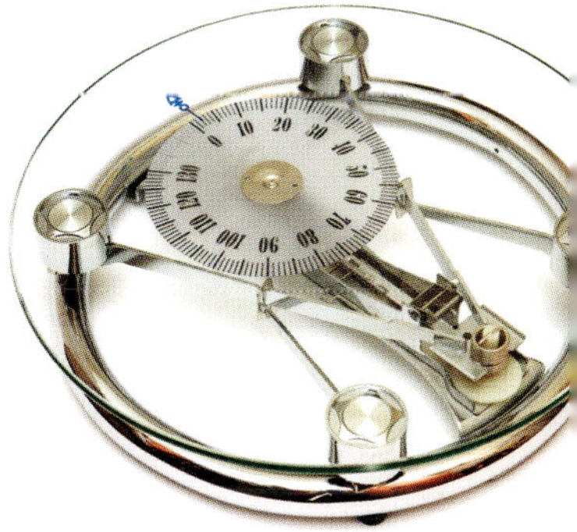
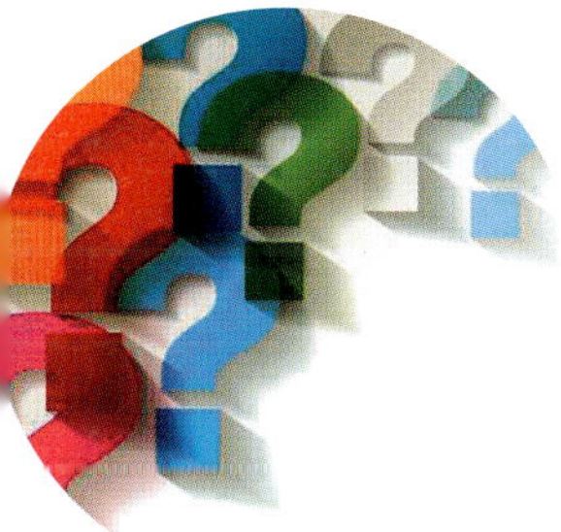
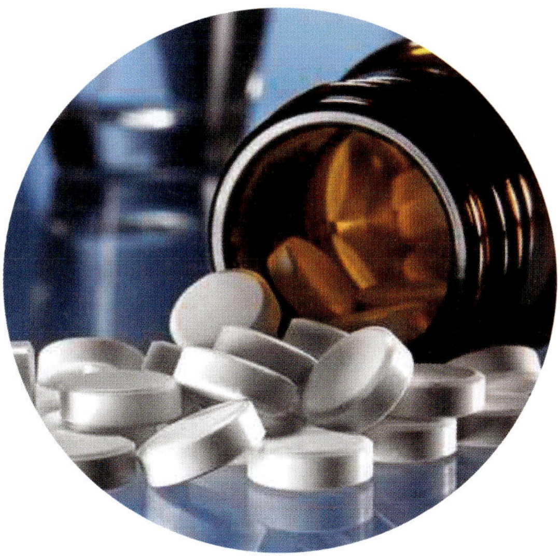
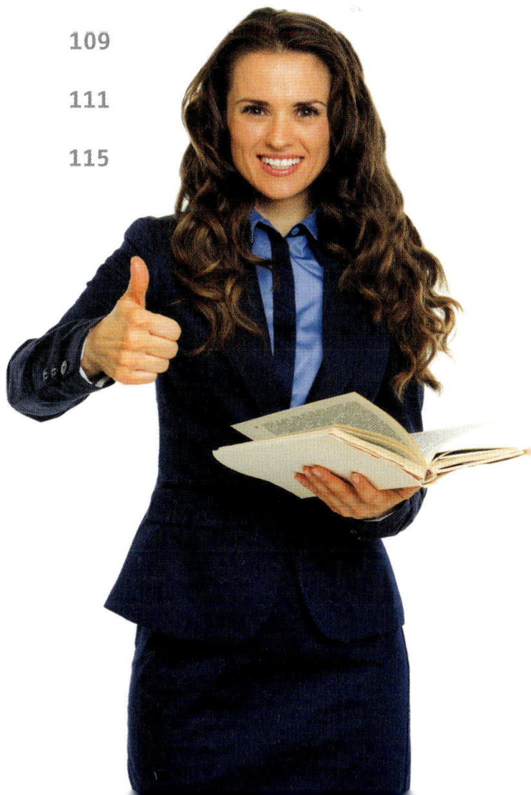

Einleitung

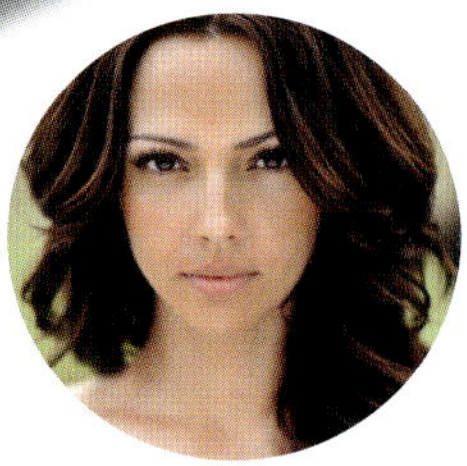

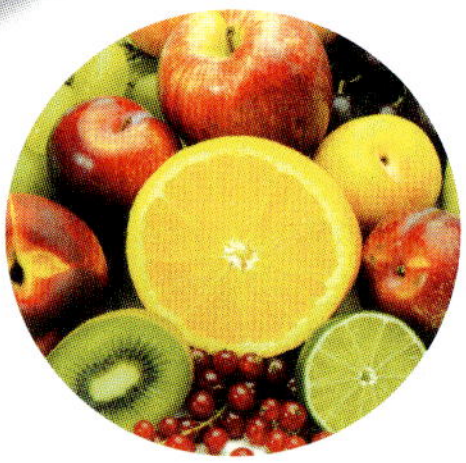

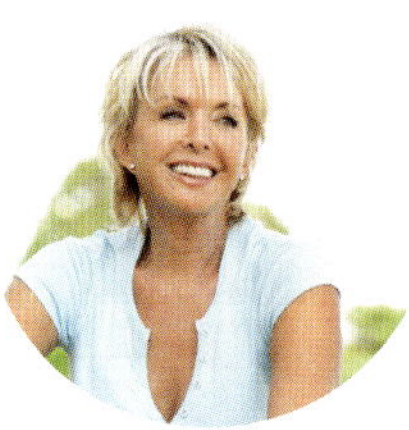

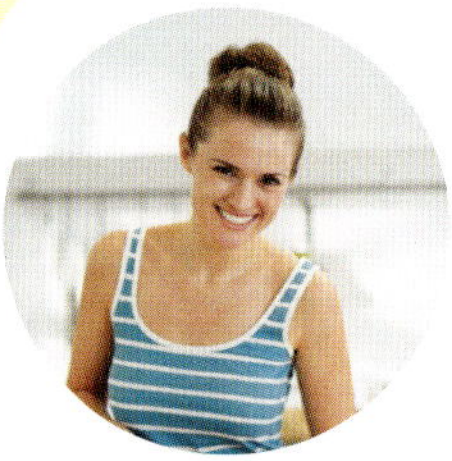

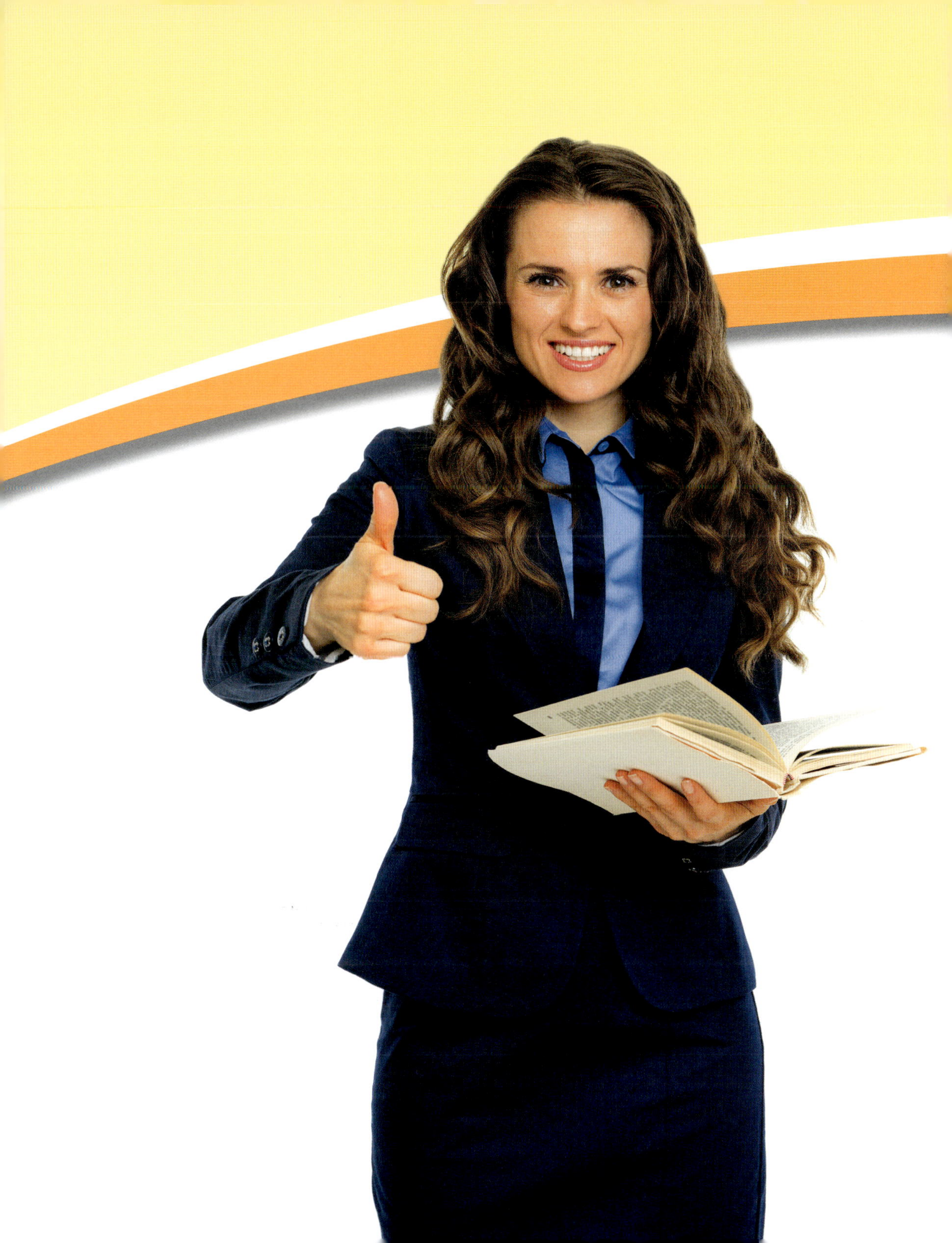

Schön und schlank, wer wünscht sich das nicht? Erfolg, Wohlbefinden und Gesundheit werden damit verbunden, ein Optimum an Lebensqualität. Die Realität sieht jedoch häufig anders aus. Die alltäglichen Anforderungen führen zu Stressbelastungen mit zahlreichen körperlichen Folgen: Der Stoffwechsel verändert sich, die Haut zeigt Störungen, es kommt zu Schlafstörungen, die körperliche Bewegung wird eingeschränkt. Die Ausstrahlung eines Menschen spiegelt seine Lebensweise wider. Gesunde Ernährung, psychisches Wohlbefinden, ausreichend Schlaf und Bewegung, eine insgesamt ausgewogene Lebensführung sind die Grundlagen einer vitalen Ausstrahlung, die sich auch an gesunder Haut und glänzendem Haar zeigt.

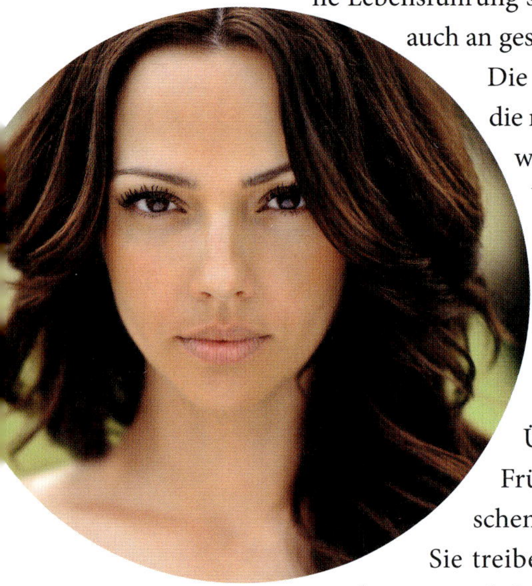

Die Werbung allerdings vermittelt den Eindruck, als ob nur die richtige Creme, das richtige Shampoo bislang gefehlt habe, wenn es an Ausstrahlung fehlt. Mit geradezu reißerischen Versprechungen bewirbt die Nahrungsmittelindustrie sogar neue Produkte und Diäten, die häufig in die Irre führen. Statt mehr Lebensqualität erleben die Verbraucher, die sich hierauf einlassen, oftmals einen Zuwachs an Körpergewicht und einen Verlust an Lebensqualität. Es sind letztendlich genau diese Produkte, mit denen das Übergewicht angefüttert wird. Das kleine (zusätzliche) Frühstück, Zwischenmahlzeiten, Riegel und Snacks für zwischendurch bringen zu viel Energie, die nicht gebraucht wird. Sie treiben den Insulinspiegel in die Höhe, der den Fettabbau bremst und die Fetteinlagerung fördert. Der Hintergrund der Produktvielfalt: An Grundnahrungsmitteln wird wenig Geld verdient. Fast Food und fertige Produkte für die Mikrowelle sind gewinnträchtig und entsprechen dem modernen Lebensstil, in dem immer weniger Zeit für Zubereitung und regelmäßigen Genuss von Mahlzeiten aufgebracht wird. Um den Verbrauch weiter anzuheizen, gibt es mittlerweile so genanntes Functional Food. Kinder essen mit Süßigkeiten angeblich Vitamine und Mineralstoffe für ihren Knochenaufbau, Erwachsene senken ihren Cholesterinspiegel mit Margarine. So wird vorgegaukelt, wir könnten uns gesünder, schöner oder auch klüger essen.

Die Wirklichkeit sieht anders aus! Die Deutschen nehmen zu. Über 60 % der Männer und über 50 % der Frauen in Deutschland sind übergewichtig

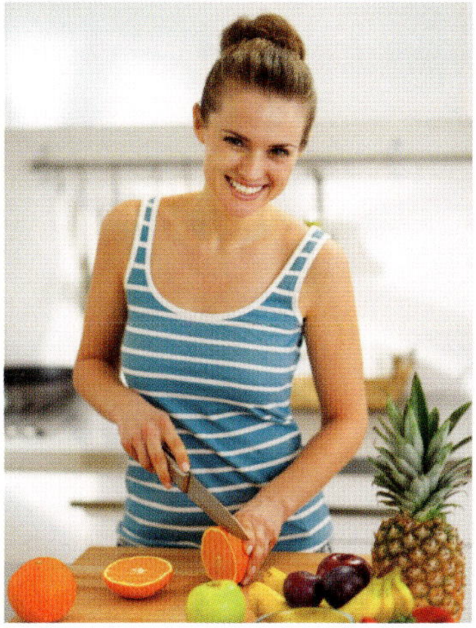

(= BMI höher als 25). Annähernd 25 % der Deutschen sind demnach fettsüchtig. Neben Herz-Kreislaufbeschwerden wie Bluthochdruck und Herzinfarkt ist Typ-II-Diabetes eine häufige Folgeerkrankung. Immer mehr Menschen leiden an der chronischen Stoffwechselerkrankung. Der Anteil der Diabetiker ist bei Männern seit 1998 um 31,5 und bei den Frauen um 23 % gestiegen. Damit avanciert Diabetes zu einer so genannten Volkskrankheit, da nunmehr rund 7,1 % der Männer und 7,5 % der Frauen Diabetiker sind. Zu diesen Ergebnissen kommt das Robert-Koch-Institut (RKI) im zweiten bundesweiten Gesundheitssurvey für Erwachsene (DEGS) im Jahr 2012. Kinder und Jugendliche sind dabei noch nicht einmal berücksichtigt.

Mittlerweile ist offensichtlich und hinreichend belegt, dass starkes Übergewicht nicht nur ein optisches, sondern v. a. auch ein gesundheitliches Problem ist. Aktuelle Forschungsergebnisse belegen ebenso eindeutig, dass ein hoher Verzehr an Gemüse und Obst einen wesentlichen Beitrag zur Gesundheit leistet. Die Vitalität, die ein Mensch durch einen ausgewogenen Lebensstil gewinnt, strahlt er aus. Das ist lebendige Schönheit. Dabei kommt es darauf an, dass jeder Mensch zu einer Lebensgestaltung findet, die den eigenen Bedürfnissen und dem eigenen Bedarf gerecht wird. Hierbei unterstützen die Schüßler-Salze und bieten Hilfe bei alltäglichen Beschwerden.

Auch ein gesunder Lebensstil kann nicht immer verhindern, dass Störungen oder auch akute Beschwerden auftreten. In diesem Ratgeber finden Sie umfangreiche Tipps, wie Sie Schüßler-Salze für Haut, Haare, Nägel sowohl kosmetisch als auch bei akuten Beschwerden nutzen können. Sie sind eine sanfte, körpergerechte Hilfe, deren Anwendung auch dazu beitragen kann, Veränderungen des Lebensstils und den Ausstieg aus ungesunden Bedürfnissen zu erreichen. Hierzu finden Sie ausführliche Grundlagen und Empfehlungen im Kapitel „Schlank mit Schüßler-Salzen“ ab Seite 52. Um die Umsetzung zu erleichtern, können Sie den 10-Tage-Schön-&-Schlank-Plan (siehe Seite 88) nutzen.

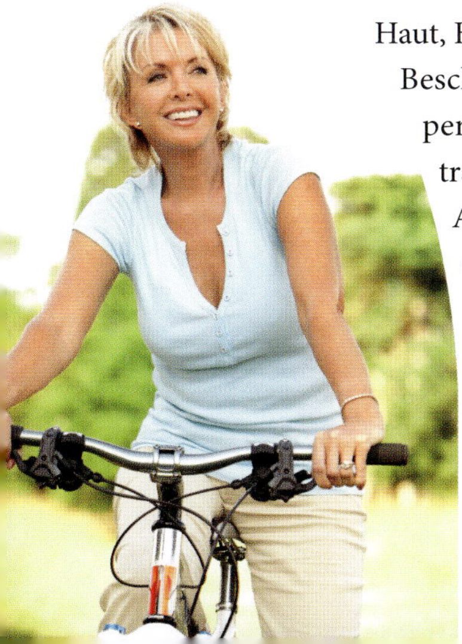

Einführung in die Schüßler-Salz-Therapie

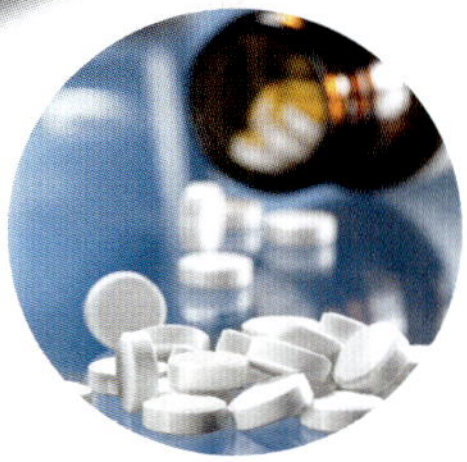

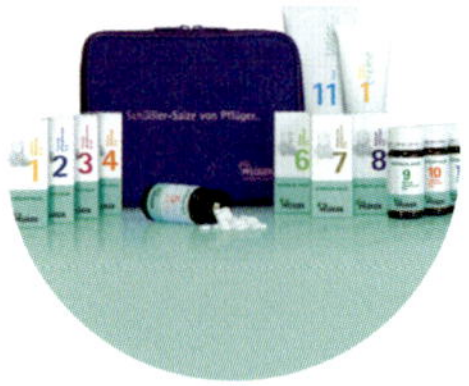

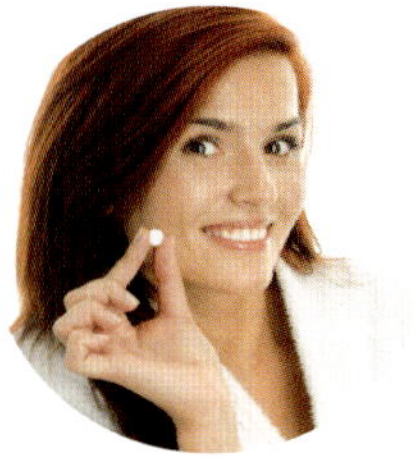

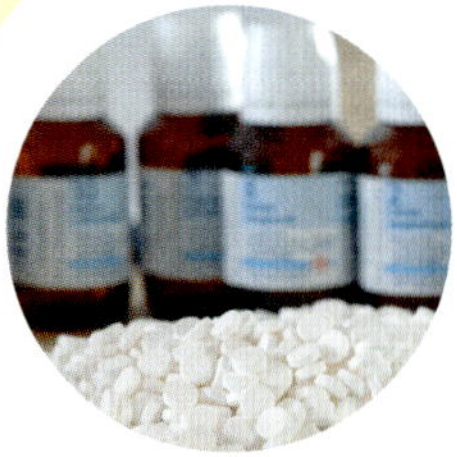

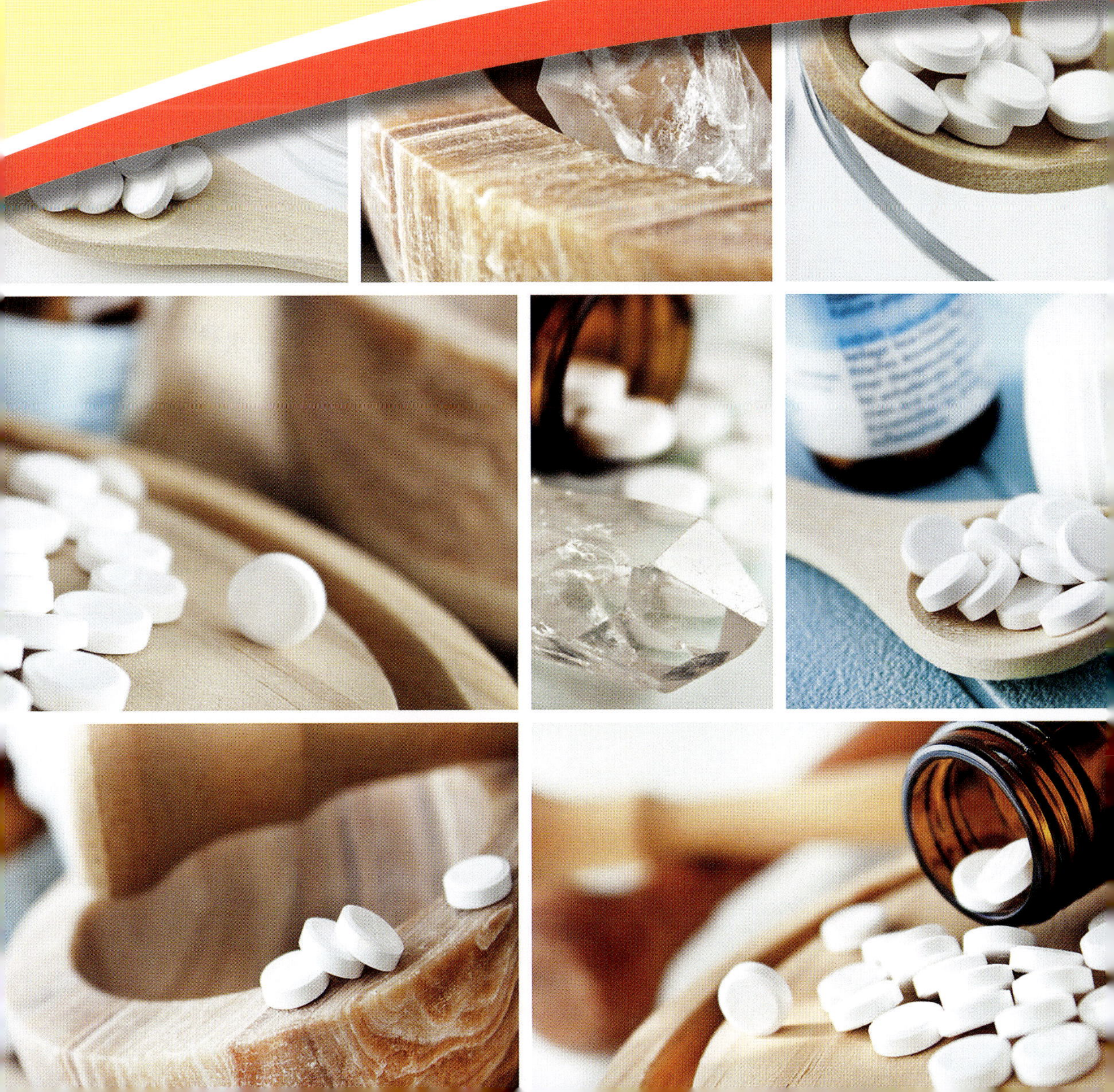

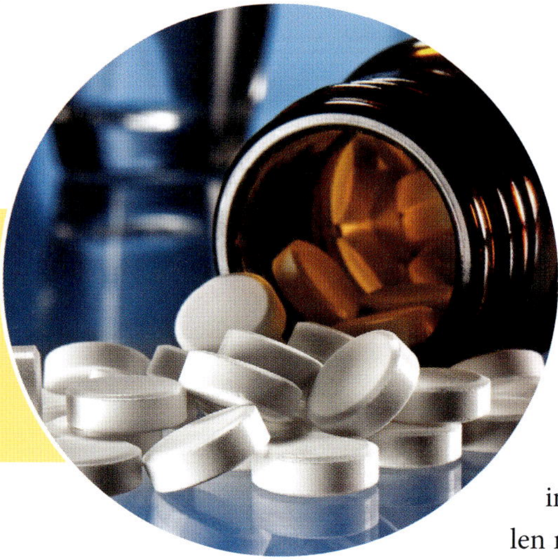

Das Prinzip der Wirksamkeit

Gesunde Zellen – gesunder Körper! Auf diese Erkenntnis lässt sich das Grundprinzip der Wirksamkeit der Mineralstoffe nach Dr. Schüßler zurückführen.

Mineralstoffe sind die Voraussetzung für den Aufbau des Körpers und den Stoffwechsel. Sie wirken in jeder menschlichen Zelle. Ungefähr 60 Billionen Zellen müssen mit Mineralstoff-Ionen versorgt werden. Ein Ungleichgewicht oder eine Minderversorgung des Mineralstoffhaushalts einer Zelle kann zu weiteren Störungen und Krankheiten führen. Hier setzen die Schüßler-Salze an. Sie sollen die Aufnahme und Verwertung der Mineralstoffe unterstützen und somit die Zellgesundheit stärken.

Die lebenswichtigen Mineralstoffe

Schüßler empfahl zwölf Mineralstoffverbindungen, die bis heute als Schüßler-Salze (Basissalze, Funktionsmittel) bekannt sind:

- Nr. 1 Calcium fluoratum D12
- Nr. 2 Calcium phosphoricum D6
- Nr. 3 Ferrum phosphoricum D12
- Nr. 4 Kalium chloratum D6
- Nr. 5 Kalium phosphoricum D6
- Nr. 6 Kalium sulfuricum D6
- Nr. 7 Magnesium phosphoricum D6
- Nr. 8 Natrium chloratum D6
- Nr. 9 Natrium phosphoricum D6
- Nr. 10 Natrium sulfuricum D6
- Nr. 11 Silicea D12
- Nr. 12 Calcium sulfuricum D6

Die Nummerierung der Salze wurde erst nach Schüßler's Tod von den Herstellern der biochemischen Funktionsmittel eingeführt. Im (englischsprachigen) Ausland ist teilweise eine andere Nummerierung üblich. Die Nachfolger Schüßlers führten weitere Ergänzungs-/Erweiterungsmittel ein, so dass heute bis zu 27 Funktionsmittel in der Biochemie nach Dr. Schüßler genutzt werden. In dem vorliegenden Buch werden spezielle Tipps für die Anwendung ausgewählter Erweiterungsmittel gegeben. Im Mittelpunkt der Anwendung im Rahmen der Hausapotheke sollten die zwölf Basis-Salze stehen.

Info

Zehn gute Gründe für die Anwendung der Schüßler-Salze

- Sie stärken die Organfunktionen.
- Sie können äußerlich angewendet und direkt auf der Haut wirksam werden.
- Sie fördern die Beweglichkeit.
- Sie unterstützen eine gesunde Ernährung.
- Sie beeinträchtigen keine bestehenden Therapien.
- Sie können bestehende Therapien unterstützen.
- Sie können in der Schwangerschaft eingenommen werden.
- Sie können dem individuellen Bedarf angepasst werden.
- Sie können als Kuren angewendet werden.
- Ihre Anwendung hat sich seit 140 Jahren bewährt.

Was sind Schüßler-Salze?

Schüßler-Salze sind Mineralstoffverbindungen (= Salze), die durch Verreibungsschritte ihre spezifische Vereinzelung und Verdünnung erhalten. Sie sind nach ihrem Erfinder und Entdecker Dr. Wilhelm Heinrich Schüßler (1821–1898) benannt, der in Oldenburg als engagierter Arzt und Forscher tätig war. Schüßler setzte sich mit der zu seiner Zeit hochaktuellen Zellenlehre des Berliner Pathologen Rudolf Virchow (1821–1902) und den Erkenntnissen über die lebensnotwendige Bedeutung der Mineralstoffe auseinander. Virchows Kernsatz lautete: „Das Wesen der Krankheit ist die pathogen (also krankhaft) veränderte Zelle." Durch diese Erkenntnisse veränderte sich die Auffassung von Krankheit und Heilung, da man zuvor angenommen hatte, dass die vier Körpersäfte gelbe

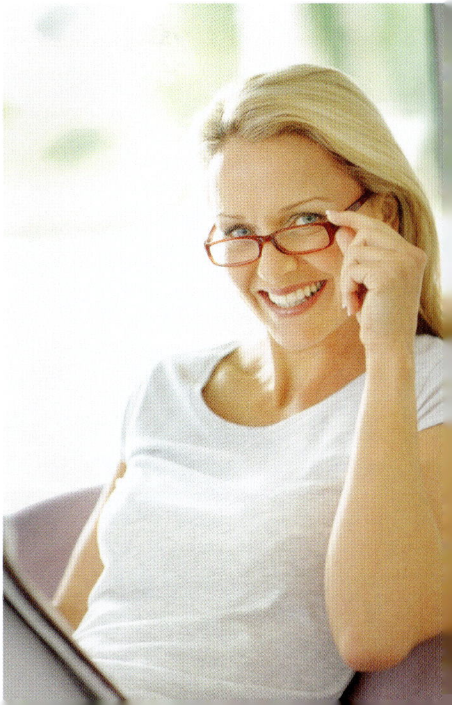

Galle, schwarze Galle, Blut und Schleim die Funktion des Körpers regeln. Jacob Moleschott (1822–1893) kam zu der Schlussfolgerung: „Die Krankheit der Zelle entsteht durch den Verlust an anorganischen Salzen." Fasziniert nahm Schüßler diese Erkenntnisse auf und brachte sie in Zusammenhang mit seiner praktischen Tätigkeit als homöopathischer Arzt. Schüßler entwickelte daraus die Grundannahme seiner Theorie, dass eine ausreichende Versorgung der Zelle mit den fehlenden Mineralstoff-Ionen zur Gesundung der Zelle und damit des Körpers führen müsste. Schüßler nahm nur Mineralstoffverbindungen als Funktionsmittel in seiner Heilweise auf, deren Vorhandensein und Funktionen in Zellen und Gewebe eindeutig nachgewiesen wurde.

Welche besondere Qualität haben Schüßler-Salze?

Mineralstoffe haben im Körper Funktionen als Baustoffe und als Betriebsstoffe. Schüßler selbst sagte über die Mineralstoffe: „Baumaterial sind sie durch ihre Masse, Funktionsmittel durch ihre Qualität." Mineralstoffe sind beispielsweise Voraussetzung für den Aufbau des Körpers und den Stoffwechsel. Sie müssen in ausreichender Menge (= Quantität) aufgenommen werden, und sie müssen in der entsprechenden Qualität als Mineralstoff-Ionen zur Verfügung stehen. Beispielsweise kommt ein Großteil des Calciums, immerhin durchschnittlich ein Kilogramm bei einem erwachsenen Menschen, in den Knochen und Zähnen als Calciumphosphat gebunden vor. Calcium-Ionen wiederum spielen eine wichtige Rolle bei der Blutgerinnung. Wer durch eine unzureichende Ernährung einen Mangel an Mineralstoffen erleidet, die als Baustoff (= Quantität) im Körper vorhanden sein müssen, kann diese nicht mit den Mineralstoffen nach Dr. Schüßler ausgleichen. Die Deutsche Gesellschaft für Ernährung (DGE) empfiehlt eine tägliche Aufnahme von 1 g Calcium. Dies würde etwa einer Tonne Schüßler-Salz Nr. 2 Calcium phosphoricum in der Potenzierung D6 entsprechen. Der tägliche Calcium-Bedarf ist mit einem Schüßler-Salz also nicht zu decken. Schüßler-Salze sind Betriebsstoffe, die durch ihre spezifische Zubereitung die Qualität bieten, die für die Aufnahme notwendig ist. Sie zielen auf den Ausgleich der Mineralstoff-Ionen innerhalb und außerhalb der Zelle und regulieren hierüber den Mineralstoffhaushalt.

Die Wirkung der Schüßler-Salze im Überblick

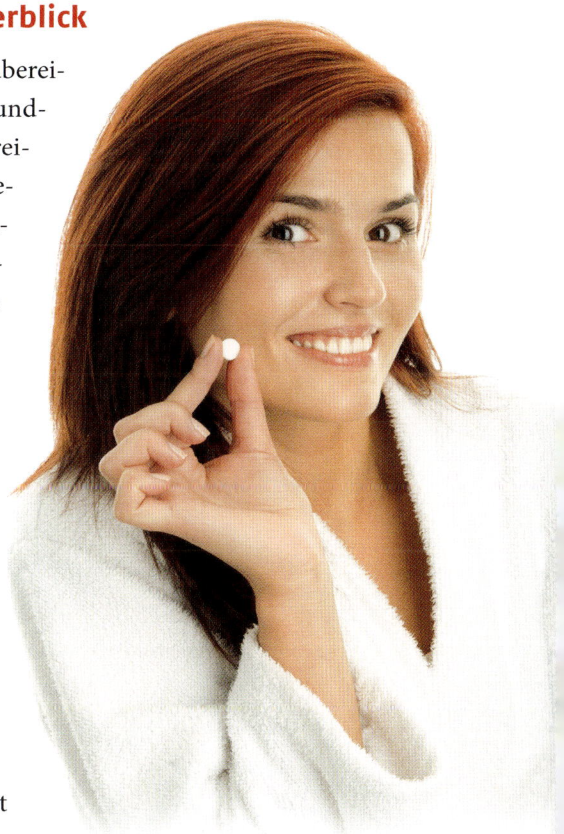

Die Schüßler-Salze können durch ihre spezifische Zubereitung direkt als Mineralstoffverbindung über die Mundschleimhaut aufgenommen werden. Durch die Verreibung werden die komplexen Verbindungen der Mineralstoffe förmlich zersprengt. Hierbei geht es nicht darum, eine bestimmte Menge an Mineralstoff zuzuführen, sondern ausschließlich um die spezifische Mineralstoffverbindung und die Qualität der Zubereitung, die die unmittelbare Aufnahme ermöglicht.

Die biochemischen Funktionsmittel geben eine positive Ordnung vor, die dann wie ein Tropfen auf das Wasser fällt und ihre Kreise zieht. Stellen Sie sich einen Kiosk vor, an dem viele Menschen etwas gleichzeitig kaufen wollen. Stehen bereits mehrere Menschen in der Schlange, werden sich die nachfolgenden ebenfalls anstellen. Durch das Vorbild entsteht eine spezifische Ordnung. Würden die Menschen vor dem Kiosk ungeordnet drängeln, würden sich die nachfolgenden ebenfalls irgendwie in die Masse einreihen. Dadurch entsteht Chaos.

Info

Vitalität durch Schüßler-Salze

- Schüßler-Salze geben den Impuls zur Veränderung! Sie stärken die physischen Kräfte des Menschen. Ein vitaler Mensch ist eher bereit, sich von Verhaltensstrukturen zu lösen und Veränderungen mutig anzugehen.
- Schüßler-Salze stärken die körperlichen Funktionen. Der Stoffwechsel wird angeregt, das körperliche Gleichgewicht unterstützt.
- Schüßler-Salze helfen, aus ungesunden Bedürfnisspiralen (z. B. Heißhunger auf Süßigkeiten) auszusteigen.
- Schüßler-Salze stärken das Durchhaltevermögen, wenn gute Vorsätze, z. B. auf Süßigkeiten zu verzichten, ins Stocken geraten.

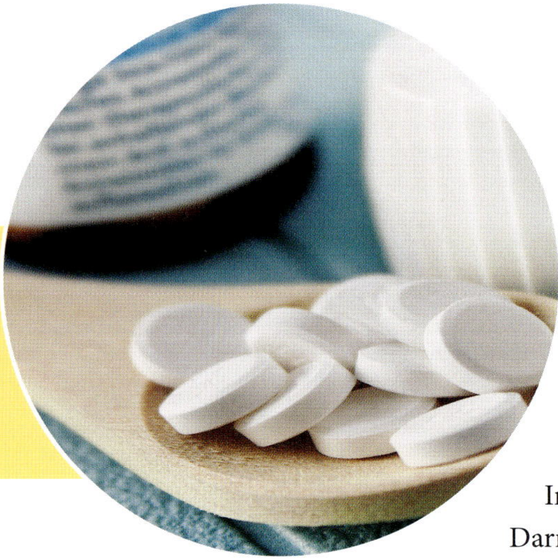

Die Anwendung: Darreichungsformen, Grenzen und Hinweise

Als Darreichungsform bezeichnet man die Zubereitung, in der ein Wirkstoff oder Heilmittel angeboten wird. Sie legt auch fest, wie die Einnahme/Anwendung erfolgt (z. B. innerlich oder äußerlich). In der Pharmazie finden zahlreiche unterschiedliche Darreichungsformen (hier auch Arzneiformen genannt) Verwendung. Hierzu zählen z. B. Lösungen, Säfte, Sprays, Puder, Pulver, Tabletten, Kapseln, Cremes, Pasten u. v. m. Schüßler-Salze sind in einigen wenigen, für ihre jeweilige Anwendung geeigneten Zubereitungen erhältlich. Schüßler-Salze können zwar immer unterstützend eingesetzt werden, jedoch ist die alleinige Einnahme der Salze nicht in allen Fällen ausreichend. Auf Seite 19 werden Anwendungsgrenzen beschrieben. Bitte beachten Sie hierzu auch den Hinweis am Anfang des Buchs.

Um die optimale Wirksamkeit entfalten zu können, sind ein paar Informationen zur Anwendung hilfreich. Hinweise zur Dosierung und Art der Einnahme erhalten Sie auf Seite 20.

Welche Darreichungsformen gibt es?

Die biochemischen Funktionsmittel werden als Pulver (Trituration), Tabletten oder als alkoholische Lösung (Dilution) eingenommen. Die häufigste Einnahmeform ist wegen der praktischen Dosierung die Tablette. Mineralstofftabletten nach Dr. Schüßler sind apothekenpflichtige Arzneimittel, die nach den Vorgaben des homöopathischen Arzneibuchs (HAB) hergestellt werden und daher nur in Apotheken erhältlich sind. Die Darreichung in Form von Globuli hat sich in der Praxis der Biochemie nach Dr. Schüßler nicht als sinnvolle Alternative herausgestellt.

Neben der inneren Anwendung gibt es auch Möglichkeiten, die Schüßler-Salze äußerlich anzuwenden. Damit werden die Mineralstoffe direkt auf der Haut wirksam. Das ist sowohl bei Beschwerden als auch zur Pflege der Haut sinnvoll. Die Tabletten oder das Pulver können in Wasser gelöst und z. B. als Auflage oder Bad genutzt werden. Zudem stehen biochemische Cremes, Salben und Lotionen zur Verfügung, die in der Apotheke erhältlich sind.

Ist der Milchzucker (Lactose) gut verträglich?

Der Milchzucker (Lactose) ist in Tabletten und Pulvern die Trägersubstanz für die Mineralstoffe. Gewonnen wird die Lactose aus Molke (Milch). Sie findet in der Nahrungs- und pharmazeutischen Industrie vielfache Verwendung, z. B. in Fertigsuppen, Wurstwaren, Zucker- und Backwaren.

Die Lactose wird durch ein Enzym (Lactase) im Darm gespalten. Ist im Darm zu wenig Lactase vorhanden, kommt es zur Lactoseintoleranz und damit zu folgenden Symptomen: Durchfall, Bauchkrämpfe und Blähungen.

Bei Symptomen der Unverträglichkeit sollten die Schüßler-Salze in gelöster Form angewendet werden. Die Flüssigkeit kann sogar, nachdem der Schluck einen Moment im Mund gehalten wurde, wieder ausgespuckt werden, damit die Aufnahme der Lactose auf ein Minimum reduziert wird.

In den seltenen Fällen einer echten Allergie können die Schüßler-Salze in Form von alkoholischen Lösungen (Dilutionen) angewendet werden.

Welche Grenzen hat die Anwendung der Schüßler-Salze?

Die Mineralstoffe nach Dr. Schüßler sind ideale, nebenwirkungsfreie Helfer in der Prophylaxe und bei alltäglichen Beschwerden. Sie ersetzen natürlich nicht die notfallmedizinische Versorgung und therapeutisch notwendige Begleitung bei schweren Erkrankungen. Im Zweifel sollte Rücksprache mit dem behandelnden Therapeuten oder Apotheker gehalten werden.

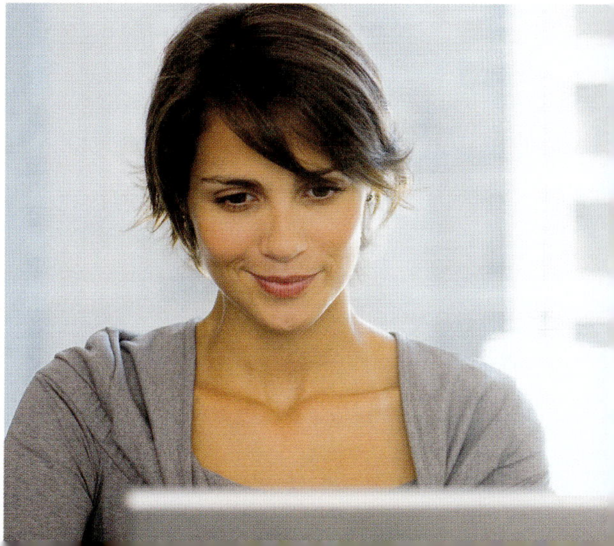

Die Schüßler-Salze können allerdings immer unterstützend und begleitend genutzt werden. Sie wirken den allopathischen oder beispielsweise homöopathischen Arzneimitteln nicht entgegen und beeinträchtigen auch keine anderen Heilverfahren wie z. B. die Akupunktur. Im Gegenteil: Die Mineralstoffe nach Dr. Schüßler stärken direkt die Lebenskraft des betroffenen Menschen und unterstützen damit die Fähigkeit, auf Impulse oder Reize reagieren zu können.

Hinweise zur Anwendung der Schüßler-Salze

Dosierung

Grundsätzlich bestimmt der Bedarf die Dosierung der Schüßler-Salze. Während bei einer Person bereits geringe Dosen (3 Tabletten eines Schüßler-Salzes) zu positiven Veränderungen führen, kann bei einer anderen eine Dosierung von 30 Tabletten notwendig sein.

Bei Schüßler-Salzen in Pulverform entspricht 1 g 4 Tabletten. Fragen Sie in der Apotheke nach einem Dosierlöffel (Maßeinheit 1 g).

Die Dosierung der alkoholischen Lösung (= Dilution) sollte individuell abgestimmt werden. Eine Umrechnung der Tabletten-Dosierung ist nicht sinnvoll. Allgemein werden je Mittel 3–5 × 15 Tropfen am Tag genommen.

Sensible, ältere und besonders belastete Menschen sollten mit einem Drittel der angegebenen Dosierung beginnen. Die Dosierung wird langsam im Rhythmus von 7 Tagen gesteigert. Stellt sich der gewünschte Erfolg ein, wird die Dosierung nicht weiter gesteigert.

Eine Überdosierung ist aufgrund der Verdünnung (= Potenzierung) nicht möglich.

Info

Einnahme Empfehlungen

- Prophylaxe: 3–5 Tabletten am Tag
- Akute Störungen: Alle 5 Minuten eine Tablette im Mund zergehen lassen
- Chronische Fälle: Langfristige Einnahme von 7–10 Tabletten am Tag

Info

Wie viele Kalorien haben Schüßler-Salze?

1 Tablette zu 250 mg = 4 kJ = 1 kcal.

Einnahme

Die Anwendung und Einnahme der Schüßler-Salze kann sehr unkompliziert gehandhabt werden. Die Erfahrungen in der Praxis haben gezeigt, dass die gewünschte Wirkung eintritt.

Nach der Auswahl der zutreffenden Schüßler-Salze werden die biochemischen Tabletten abgezählt. Die entsprechende Anzahl Tabletten der verschiedenen Funktionsmittel, die für die Anwendung herausgesucht wurden, werden miteinander gemischt.

Zwei Möglichkeiten der Einnahme haben sich bewährt:

Lutschen der Mineralstofftabletten: Bis zu 3 Tabletten können auf einmal in den Mund genommen werden. Beim Lutschen lösen sich die Mineralstoffmoleküle langsam aus der Tablette heraus und werden über die Mundschleimhaut aufgenommen.

Auflösen der Mineralstofftabletten in Wasser: Die Tagesdosis der Tabletten in 3 Portionen teilen. Morgens, mittags, abends jeweils eine Portion in einem Glas Wasser auflösen. Der Schluck wird einen Moment im Mund gehalten. Die Mineralstoffe werden über die Mundschleimhaut aufgenommen.

Natürlich können innerhalb eines Tages beide Möglichkeiten (Lutschen und Auflösen) genutzt werden. Da die Aufnahme der Mineralstoffe über die Mundschleimhaut erfolgt, sollte diese frei sein. Die Schüßler-Salze sollten nicht unmittelbar nach dem Essen genommen werden, da die Schleimhaut aufnahmefähig sein sollte. Einflüsse von Zahnpasta oder Kaffee auf die Wirkung sind nicht bekannt.

Die äußere Anwendung

Für die äußere Anwendung der Schüßler-Salze gibt es verschiedene Möglichkeiten. Neben Cremes und Lotionen können Sie auch die Tabletten oder das Pulver nach Auflösen nutzen. Der Vorteil ist die schnelle Aufnahme der Mineralstoffe und die Möglichkeit, durch eine erhöhte Dosis eine bessere Wirkung zu erzielen.

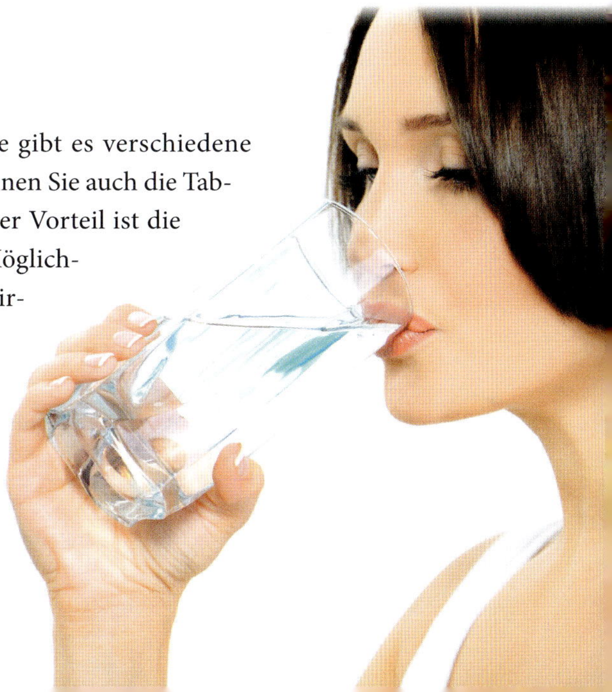

Mineralstoffbäder: Sie können zur allgemeinen Pflege, Stärkung und Unterstützung angewendet werden. Sie sind besonders empfehlenswert bei großflächigen Problemen und auch sehr gut geeignet für Kinder und Schwangere. Bei Mineralstoffbädern sollte die Temperatur leicht unter der Körpertemperatur (nicht über 37 Grad Celsius) liegen, damit die Haut die Mineralstoffe aufnehmen kann, Badedauer 10–15 Minuten. Bei Vollbädern werden ca. 12–20 Tabletten des jeweiligen Mineralstoffs ins Wasser gegeben.

Es sind auch Teilbäder möglich. Hierfür nehmen Sie 7–10 Tabletten des jeweiligen Schüßler-Salzes.

Waschungen: Die Mineralstoffe werden in körperwarmem Wasser aufgelöst.
Kompressen: Sie eignen sich für Augen, Gesicht und Nacken. Dazu werden Tücher, Tupfer oder Wattepads mit den aufgelösten Mineralstoffen (aus Tabletten oder Pulver) getränkt und bis zu 15 Minuten aufgelegt.
Masken und Breiauflagen: Die Mineralstoffe (aus Tabletten oder Pulver) werden dazu mit abgekochtem Wasser breiig angelöst. Die Anzahl der Mineralstoffe hängt von der Größe der Fläche ab. Der Brei wird auf die betreffenden Hautstellen aufgetragen und möglichst mit einer Frischhaltefolie abgedeckt. So bleibt das feuchte Klima erhalten, die Mineralstoffmoleküle lösen sich im Wasser und können von der Haut aufgenommen werden.

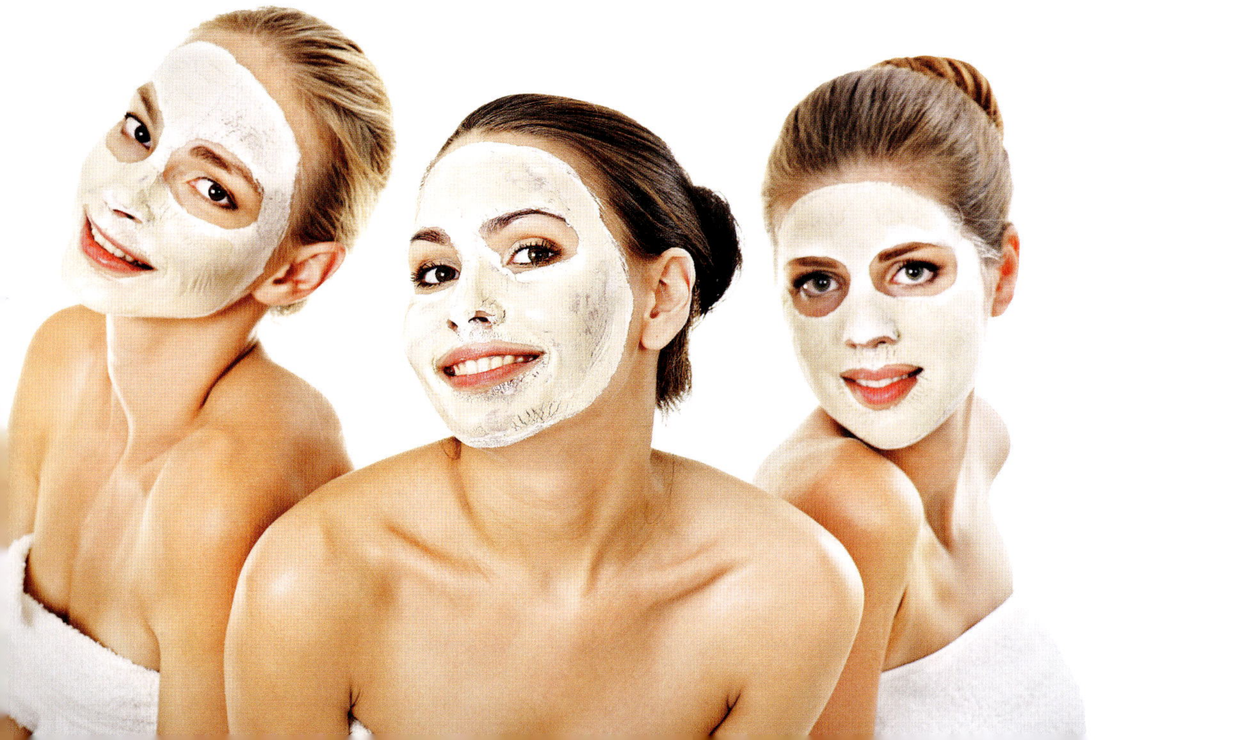

Haarwasser für die Kopfhaut: Biochemisches Haarwasser kann einfach hergestellt werden, indem die benötigten Tabletten (3–5 von den jeweiligen Mineralstoffen) in Wasser aufgelöst werden. Eine Viertelstunde vor dem Waschen einmassieren oder als Kopfhautpackung längere Zeit einwirken lassen.

Sprühlotionen: Mineralstoffe (aus Tabletten oder Pulver) auflösen, den Milchzucker absetzen lassen, evtl. durch einen Teefilter geben, mit einer Sprühflasche aufsprühen.

Cremes, Salben, Lotionen: Für die Anwendung stehen auch biochemische Cremes, Salben (Nr. 1 bis Nr. 12) und Lotionen (Nr. 1, Nr. 7, Nr. 11) zur Verfügung, die Sie in der Apotheke erhalten. Sie sind praktisch und haben einen pflegenden, rückfettenden Charakter. Sie eignen sich sehr gut für die Mitnahme auf Reisen. Die Cremes ziehen schnell ein und werden zusätzlich zur Kosmetik genutzt. Für die großflächige Anwendung können die biochemischen Lotionen genutzt werden.

Achtung

Aufgrund der begrenzten Haltbarkeit von unkonservierten, wässrigen Lösungen (Verunreinigung mit Keimen) sollten Sie diese idealerweise vor Gebrauch frisch herstellen!

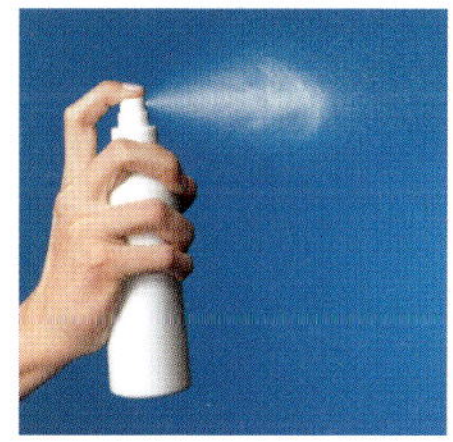

Tipp

In der Apotheke kann Ihnen auch eine individuelle Crememischung zubereitet werden. Fragen Sie bitte dort nach.

Meine Notizen:

....

....

....

....

....

....

....

....

....

Schön mit Schüßler-Salzen

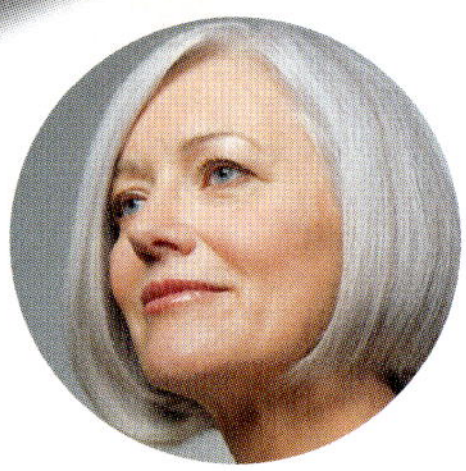

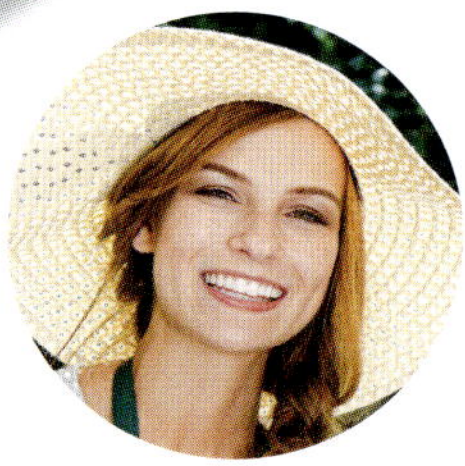

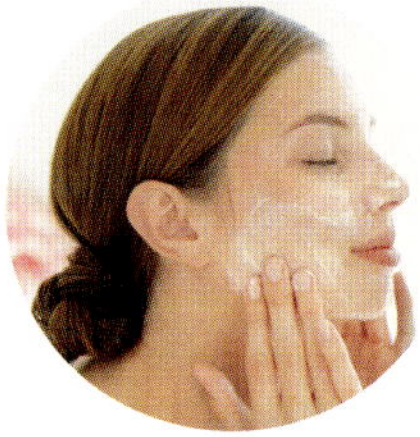

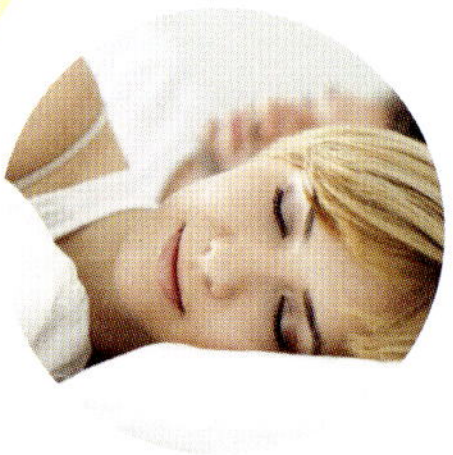

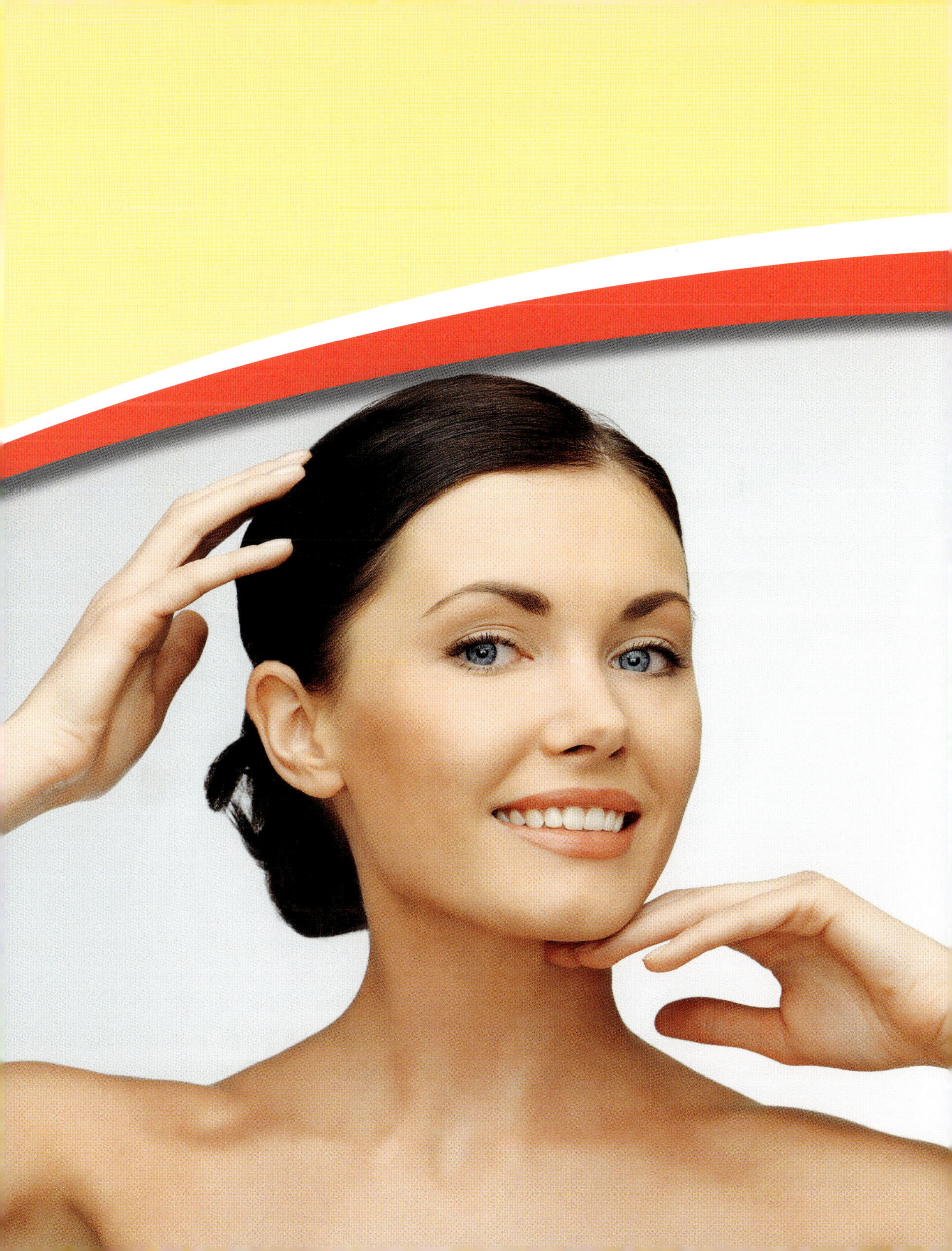

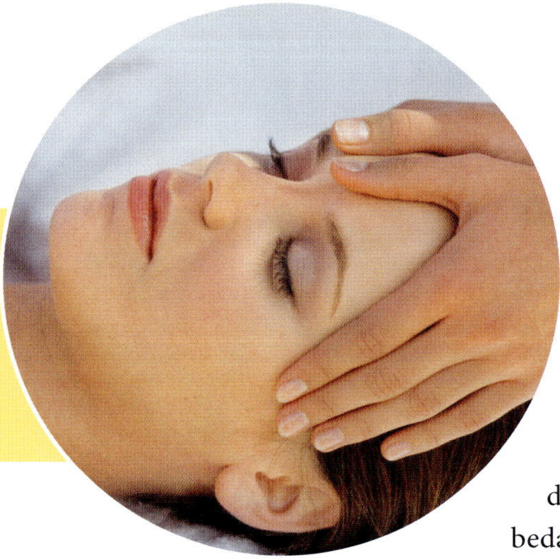

Schönheit von innen und außen: Gesichtspflege

Schönheit kommt von innen – dieser Ausspruch ist allgemein bekannt. Die Ausstrahlung und der Zustand unserer Haut sind Ausdruck unserer inneren Verfassung. Durch mangelhafte Ernährung und hektische Lebensweise entstehen häufig Defizite in der Versorgung des Körpers und damit auch in der Versorgung der Haut. Eine natürliche Schönheit bedarf der regelmäßigen Zufuhr mit den notwendigen Bau- und Betriebsstoffen. Eine ausgewogene vollwertige Ernährung bietet hierfür die Grundlage. Mit den Mineralstoffen nach Dr. Schüßler haben wir die Chance, gezielt die notwendigen Betriebsstoffe zuzuführen, um (Betriebs-)Störungen zu vermeiden oder zu überwinden. Menschen, die sich gut versorgen, wirken frisch und gesund und strahlen damit eine natürliche Schönheit aus.

Unterstützend werden Schüßler-Salze auch äußerlich eingesetzt:

Tipp: Der Frische-Kick

Stellen Sie Ihre persönliche Sprühlotion für morgens und abends her! Lösen Sie die Tabletten oder das Pulver der Mineralstoffmischungen für morgens und abends auf, bis der Milchzucker sich abgesetzt hat (evtl. durch einen Teefilter geben) und füllen Sie das Gemisch in eine Sprühflasche. Morgens und abends auf das gereinigte Gesicht aufgetragen, bringt die Mineralstoffmischung morgens den idealen Frische-Kick und abends die verdiente Entspannung für die Haut. Aufgrund der begrenzten Haltbarkeit von unkonservierten, wässrigen Lösungen (Verunreinigung mit Keimen) sollten Sie diese idealerweise vor Gebrauch frisch herstellen!

Strahlendes Antlitz: Tages- und Nachtpflege

Die biochemischen Cremes werden zusätzlich zur Kosmetik angewendet, z. B. vor dem Auftragen der Tages- oder Nachtpflege. Hierzu wählen Sie entsprechend der Anwendungen Ihre biochemische Creme aus. Auch Mischungen sind möglich sowie Anwendungen in Form von Sprühlotionen, Masken und Kompressen.

Morgens:

- Nr. 3 Ferrum phosphoricum
- Nr. 5 Kalium phosphoricum

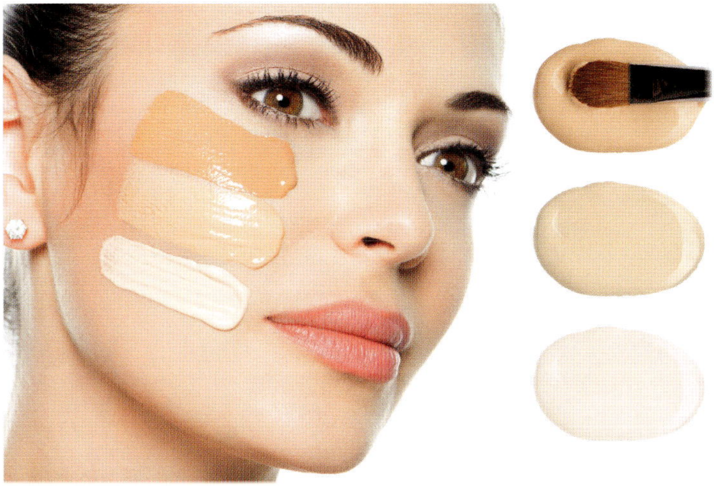

Tipp: Getönte Tagescreme

Mischen Sie die biochemischen Mineralstoffcremes mit etwas Make-up an, so haben Sie eine Tagescreme, die pflegt und bräunt.

- Nr. 8 Natrium chloratum

Abends:

- Nr. 2 Calcium phosphoricum
- Nr. 7 Magnesium phosphoricum

Für die Pflege der Gesichtshaut eignen sich sehr gut Mineralstoffkompressen und -masken. Sie können sich entsprechend der Beschreibungen eine eigene Zusammenstellung der Mineralstoffe mischen.

Kompresse: Für eine Kompresse nehmen Sie jeweils 12 Tabletten der ausgewählten Schüßler-Salze und lösen sie in einer kleinen Schüssel mit heißem (nicht kochendem) Wasser auf. Tränken Sie darin ein Baumwolltuch, das von der Größe her das Gesicht bedecken soll. Nach dem Auswringen legen Sie das Tuch ca. 5 Minuten auf die Gesichtshaut. Die Wärme unterstützt eine gute Durchblutung. Die warme, wässrige Mineralstofflösung dringt schnell in die Haut. Die Anwendung kann wiederholt werden.

Maske: Für eine Mineralstoffmaske wird die Tablettenanzahl so gewählt, dass die entsprechende Fläche der Haut ausreichend bedeckt werden kann. Nehmen Sie abgekochtes, abgekühltes Wasser und rühren die Mineralstoffe als Brei an. Der Brei sollte cremig, aber nicht flüssig sein. Tragen Sie ihn großzügig auf und lassen ihn ca. 10 Minuten einwirken. Wenn die Maske trocken und somit härter wird, können Sie sie mit reichlich Wasser abwaschen.

Bewährte Kombinationen für die Gesichtspflege

	Mineralstoff nach Dr. Schüßler
Akne	• Nr. 3 Ferrum phosphoricum • Nr. 4 Kalium chloratum • Nr. 8 Natrium chloratum • Nr. 9 Natrium phosphoricum
Couperose	• Nr. 4 Kalium chloratum
Eingewachsene Haare	• Nr. 1 Calcium fluoratum • Nr. 21 Zincum chloratum
Falten	• Nr. 1 Calcium fluoratum • Nr. 4 Kalium chloratum • Nr. 9 Natrium phosphoricum • Nr. 11 Silicea
Hautgrieß	• Nr. 1 Calcium fluoratum • Nr. 4 Kalium chloratum
Pigmentflecken	• Nr. 6 Kalium sulfuricum • Nr. 10 Natrium sulfuricum • Nr. 12 Calcium sulfuricum
Narben	• Nr. 1 Calcium fluoratum • Nr. 5 Kalium phosphoricum • Nr. 8 Natrium chloratum • Nr. 11 Silicea • Nr. 12 Calcium sulfuricum
Warzen	• Nr. 4 Kalium chloratum • Nr. 10 Natrium sulfuricum

Bewährte Kombinationen für die Augenpflege

	Mineralstoff nach Dr. Schüßler
Tränensäcke	• Nr. 10 Natrium sulfuricum
Geschwollene Augen	• Nr. 8 Natrium chloratum • Nr. 10 Natrium sulfuricum
Gerötete Augen	• Nr. 3 Ferrum phosphoricum • Nr. 8 Natrium chloratum
Augenblinzeln	• Nr. 7 Magnesium phosphoricum • Nr. 16 Lithium chloratum
Lidzuckung	• Nr. 5 Kalium phosphoricum • Nr. 7 Magnesium phosphoricum • Nr. 9 Natrium phosphoricum • Nr. 11 Silicea

Bewährte Kombinationen für die Lippenpflege

	Mineralstoff nach Dr. Schüßler
Trockene Lippen	• Nr. 1 Calcium fluoratum • Nr. 8 Natrium chloratum
Aufgesprungene Lippen	• Nr. 1 Calcium fluoratum
Blasse Lippen	• Nr. 2 Calcium phosphoricum • Nr. 4 Kalium chloratum
Herpes	• Nr. 3 Ferrum phosphoricum • Nr. 10 Natrium sulfuricum

Bewährte Kombinationen für die Zahnpflege

	Mineralstoff nach Dr. Schüßler
Weiße Zähne	• Nr. 1 Calcium fluoratum • Nr. 7 Magnesium phosphoricum
Entzündetes Zahnfleisch	• Nr. 3 Ferrum phosphoricum • Nr. 5 Kalium phosphoricum • Nr. 8 Natrium chloratum • Nr. 12 Calcium sulfuricum
Leicht blutendes Zahnfleisch	• Nr. 3 Ferrum phosphoricum • Nr. 5 Kalium phosphoricum • Nr. 8 Natrium chloratum
Zahnschmerzen	• Nr. 3 Ferrum phosphoricum • Nr. 7 Magnesium phosphoricum • Nr. 8 Natrium chloratum
Zähneknirschen im Schlaf	• Nr. 2 Calcium phosphoricum • Nr. 5 Kalium phosphoricum • Nr. 7 Magnesium phosphoricum

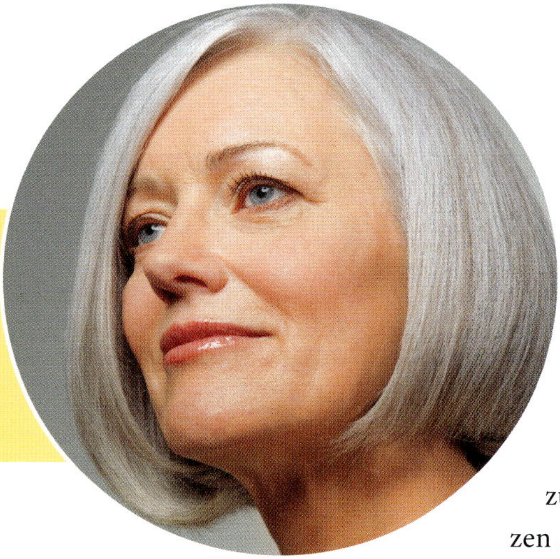

Glanz und Fülle: Haarpflege

Mit einer ausgewogenen Ernährung bekommt Ihr Körper die notwendigen Nährstoffe, die auch die Haarwurzeln versorgen. Nur so können diese widerstandsfähiges Haar produzieren. Mangelzustände beeinflussen das Haarwachstum und die Qualität der Haare negativ. Eisenmangel kann sogar zu Haarausfall führen. Die Schüßler-Salze unterstützen Aufnahme und Verwertung der Mineralstoffe und können bei Störungen und Problemen der Kopfhaut und Haare wertvolle Hilfe bieten. Die Anwendung der Schüßler-Salze können Sie entsprechend Ihrem individuellen Bedarf abstimmen.

Tipp

Biochemisches Haarwasser:

- Nr. 1 Calcium fluoratum
- Nr. 5 Kalium phosphoricum
- Nr. 6 Kalium sulfuricum
- Nr. 8 Natrium chloratum
- Nr. 11 Silicea

Zusätzlich bei fettigen Haaren:

- Nr. 4 Kalium chloratum
- Nr. 9 Natrium phosphoricum

Zusätzlich bei vorzeitig stark ergrautem Haar:

- Nr. 21 Zincum chloratum

Lösen Sie in 50 ml abgekochtem, abgekühltem Wasser je 1–2 Tabletten von den Mineralstoffen auf. Der Milchzucker sollte sich absetzen. Evtl. nutzen Sie beim vorsichtigen Umschütten in eine Flasche (gibt es mit Tropfeinsatz in der Apotheke) einen Papierteefilter. Das fertige Haarwasser kann auf die Kopfhaut aufgetragen und einmassiert werden. Die angegebene Menge ist ausreichend für nur eine Anwendung, da die Lösung aus hygienischen Gründen am Tage der Herstellung aufgebraucht werden sollte.

Glänzendes Haar

Kräftiges Haar und seidiger Glanz sprechen für die Gesundheit der Haare. Das Haar verrät viel über Ihren Allgemeinzustand. Wesentlich für den Zustand der Haare ist die Pflege der Kopfhaut. Mit den Mineralstoffen nach Dr. Schüßler können Sie sich selbst ein biochemisches Haarwasser zur Pflege der Kopfhaut herstellen.

Bewährte Kombinationen für die Haarpflege

Probleme mit den Haaren können Hinweise auf bestimmte Mangelerscheinungen an Mineralstoffen geben. Neben der inneren

Anwendung und dem biochemischen Haarwasser können Sie Mineralstoffspülungen und -packungen für Ihre Kopfhaut nutzen. Dazu werden je Mittel 3–5 Tabletten aufgelöst und auf der Kopfhaut einmassiert. Die Einwirkungszeit beträgt 10–15 Minuten.

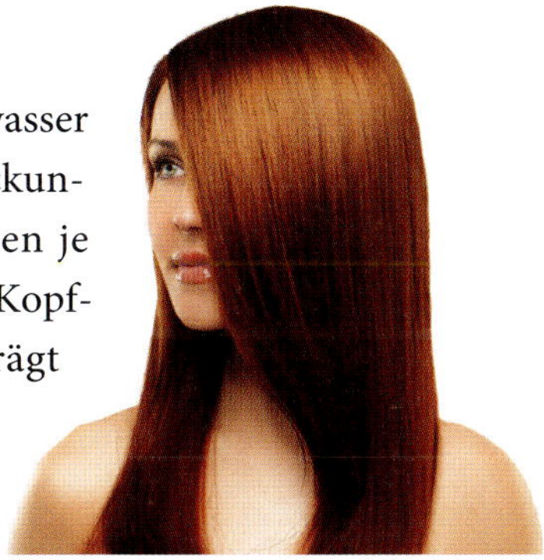

	Mineralstoff nach Dr. Schüßler
Dünne Haare	• Nr. 1 Calcium fluoratum • Nr. 3 Ferrum phosphoricum • Nr. 5 Kalium phosphoricum • Nr. 8 Natrium chloratum
Trockene Haare	• Nr. 5 Kalium phosphoricum • Nr. 8 Natrium chloratum • Nr. 9 Natrium phosphoricum
Fettige Haare	• Nr. 4 Kalium chloratum • Nr. 8 Natrium chloratum • Nr. 9 Natrium phosphoricum
Brüchige Haare	• Nr. 1 Calcium fluoratum • Nr. 8 Natrium chloratum • Nr. 11 Silicea
Weiße bzw. graue Haare	• Nr. 5 Kalium phosphoricum • Nr. 6 Kalium sulfuricum • Nr. 8 Natrium chloratum • Nr. 21 Zincum chloratum
Schuppige Kopfhaut	• Nr. 1 Calcium fluoratum • Nr. 8 Natrium chloratum
Haarausfall	• Nr. 3 Ferrum phosphoricum • Nr. 5 Kalium phosphoricum • Nr. 8 Natrium chloratum • Nr. 11 Silicea • Nr. 21 Zincum chloratum
Haare ohne Spannkraft	• Nr. 1 Calcium fluoratum • Nr. 5 Kalium phosphoricum • Nr. 8 Natrium chloratum • Nr. 9 Natrium phosphoricum

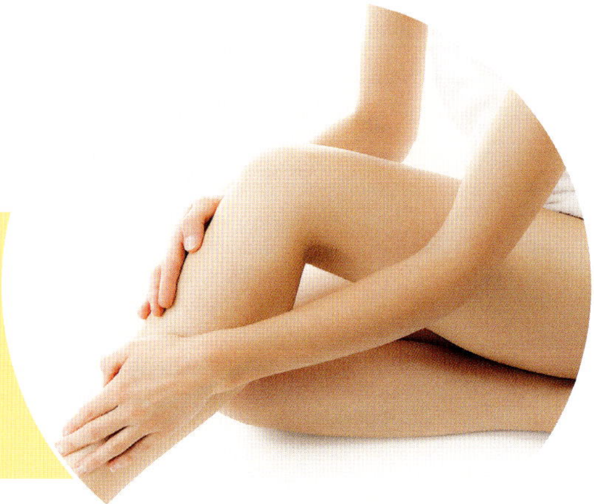

Streichelzart: Schutz und Pflege für die Haut

Die Haut umhüllt als größtes Organ des Körpers mit bis zu zwei Quadratmetern Fläche den ganzen Menschen. Rund 2,5 Milliarden Hautzellen schützen den Organismus vor Krankheitserregern, Austrocknung, Kälte und Hitze. Millionen Nervenzellen vermitteln Empfindungen. Über die Hautporen werden Säuren und Schadstoffe ausgeschieden. Ebenso werden Sauerstoff und Nährstoffe aufgenommen.

Samtweiche Haut

Mineralstoffe sind wichtig für den Aufbau, den Erhalt und die Elastizität der Haut. Sie sind Voraussetzung für einen störungsfreien Ablauf aller Funktionen der Haut. Sie regulieren den pH-Wert der Haut, den Fettstoffwechsel und dienen als Säurepuffer. Sie steuern die Zelldurchlässigkeit und damit den Stoffwechsel der Zelle. Darüber hinaus sind sie Basis eines ausgewogenen Flüssigkeitshaushalts. Im Falle eines Mangels treten Störungen auf.

Mineralstoffe für die Haut

Mineralstoff	Störung bei Mangel
Calcium	Schuppen, Falten, Trockenheit
Kalium	Nervenschäden, Energiemangel
Natrium	Pickel, Ödeme, Rötungen, Mitesser
Magnesium	Störungen der Reizweiterleitung, Energiemangel
Eisen	Trockenheit, Verklebungen

Die Haut ist sichtbares Zeichen von Vitalität und Wohlbefinden des Menschen und spiegelt den inneren Zustand des Individuums wieder. Ebenso lassen sich viele Krankheiten anhand des Hautbilds diagnostizieren.

Mangelt es der Haut an den notwendigen Mineralien, so wirkt sie beispielsweise grau, heilt schlecht, neigt zu Ausschlag, Ekzemen und Unreinheit. Insbesondere im Antlitz des Menschen zeigt sich der Mehrbedarf an Mineralstoffen beim Menschen. Es ist besser vegetativ versorgt als andere Hautbezirke, zudem allen äußeren Einflüssen ausgesetzt.

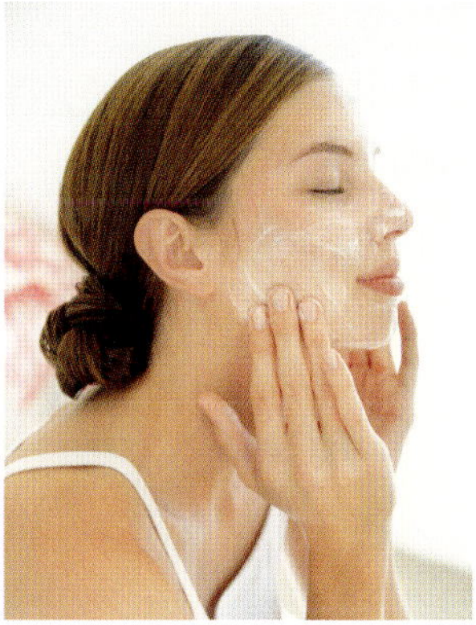

Mineralien müssen in der notwendigen Quantität über die Nahrung aufgenommen werden. Allerdings können schon geringe Defizite oder Verschiebungen im Mineralstoffhaushalt zu Störungen und Zeichen (auf) der Haut führen. Hier setzen die Schüßler-Salze an.

Schüßler-Salze für die Haut

Mit der inneren und äußeren Anwendung der Mineralstoffe nach Dr. Schüßler werden der Haut Betriebsstoffe zur Verfügung gestellt, die Störungen ausgleichen helfen. Die kosmetische, äußerliche Anwendung der Mineralstoffe unterstützt die innere Einnahme. Da unsere Haut auch Baustoffe und weitere Vitalstoffe benötigt, ist die Zufuhr von vollwertiger, möglichst biologischer, unbelasteter Nahrung, die unter anderem reich ist an ungesättigten Fettsäuren und Vitaminen voraussetzend für den gesunden Aufbau der Haut. Ebenso bedeutsam ist die tägliche Aufnahme einer ausreichenden Flüssigkeitsmenge. Im Durchschnitt sollte 1,5 Liter reines Wasser am Tag getrunken werden. Die individuell notwendige Menge variiert. Beispielsweise erhöht sich der Bedarf durch starkes Schwitzen.

Tipp

Pflegen Sie Ihre Haut mit einem Mineralstoffbad. Geben Sie je 12 Tabletten der Nummern 1, 4, 6, 8, 9, 11, 12 ins Badewasser. Die Badetemperatur sollte angenehm, aber auf keinen Fall heiß sein. Die Badezeit beträgt ca. 15 Minuten.

Wichtige Funktionsmittel für Aufbau und Versorgung der Oberhaut

- Nr. 1 Calcium fluoratum: Funktionsmittel der Keratinozyten
- Nr. 6 Kalium sulfuricum: Funktionsmittel der Melanozyten

Die Oberhaut wird auch Epidermis genannt und ist die oberste Hautschicht. Sie ist die äußerste Grenze zur Außenwelt. Ihre Dicke ist sehr variabel. Je nach Ort kann sie von 0,03–4 mm dick sein. Auch das Alter und das Geschlecht haben Einfluss auf die Dicke

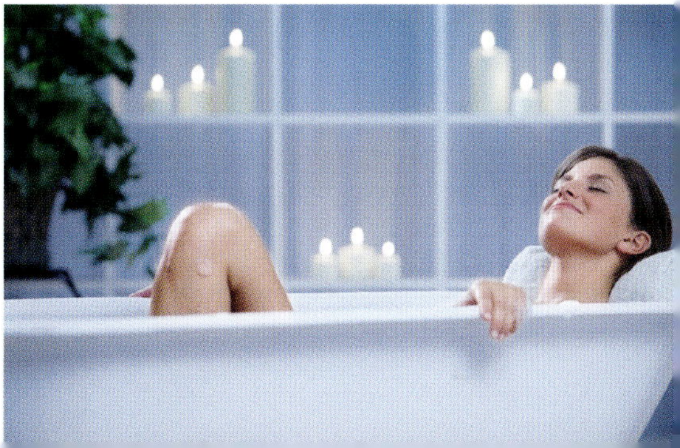

der Oberhaut. Die Oberhaut besitzt keine Blutgefäße. Sie wird aus den Keratinozyten gebildet. Sie produzieren den Hornstoff, das Keratin. Das Keratin ist wasserabweisend und verleiht der Haut Festigkeit. Aus der obersten Schicht der Haut werden die Zellen fortlaufend abgestoßen. So „häutet" sich der Mensch etwa alle 27 Tage.

Das notwendige Funktionsmittel Nr. 1 Calcium fluoratum

- reguliert die Elastizität der Gewebe und unterstützt deren Fähigkeit, sich zu dehnen und wieder zusammenzuziehen,
- stärkt die Haut bei regelmäßiger Anwendung,
- unterstützt die Bindung des Hornstoffs (Keratin),
- ist wichtig für den Aufbau der Haare, Nägel, der Oberschicht der Haut,
- kräftigt die Gefäßwände.

Die Oberhaut enthält zwar keine Blutgefäße, aber Melanozyten. Melanozyten sind Zellen, die Melanin bilden. Dabei handelt es sich um eine extrem robuste Substanz, die als Lichtantenne und Transporter wichtige Hilfe leistet bei der Produktion von Enzymen und Säuren für den hauteigenen Lichtschutz.

Das notwendige Funktionsmittel Nr. 6 Kalium sulfuricum

- ist beteiligt an der Pigmentierung der Oberhaut und bei gelblich-klebrigen Abschuppungen erforderlich,
- ist wichtig für die Sauerstoffübertragung in die Zelle und damit für die Zellerneuerung; bei einem Defizit an diesem Mineralstoff entsteht ein großes Verlangen nach frischer Luft.

Wichtige Funktionsmittel für Aufbau und Versorgung der Lederhaut

- Nr. 4 Kalium chloratum: Funktionsmittel der Kollagenfasern
- Nr. 11 Silicea: Funktionsmittel des Bindegewebes und der Nervenfasern

Unter der hauchdünnen Oberhaut liegt die wesentlich kräftigere Lederhaut (Dermis). Obwohl sie sehr robust sein muss, ist sie gleichzeitig sehr geschmeidig. Für ihre hohe Elastizität sorgt ein Netzwerk aus Kollagenfasern, das die Lederhaut in alle Richtungen durchzieht.

Das notwendige Funktionsmittel Nr. 4 Kalium chloratum

- ist ein biochemisches Funktionsmittel der Drüsen; die Tätigkeit vieler Drüsen, z. B. der Verdauungsdrüsen und der Talgdrüsen, kann unterstützt werden,
- ist bedeutsam für die Ausscheidung chemischer Gifte; viele chemische Gifte werden über die Haut aufgenommen, z. B. über Kosmetika, Haarfarbe; mit Achtsamkeit können viele Belastungen dieser Art gemieden werden,
- unterstützt den Eiweißstoffwechsel und bindet Faserproteine im Körper; ein Defizit ist erkennbar an Hautgrieß oder weißen, weiß-grauen Ausscheidungen; wenn das zugeführte Eiweiß im Körper nicht mehr verarbeitet werden kann, wird Eiweiß im Gewebe abgelagert; das Gewebe fühlt sich straff und fest an und erscheint hell.

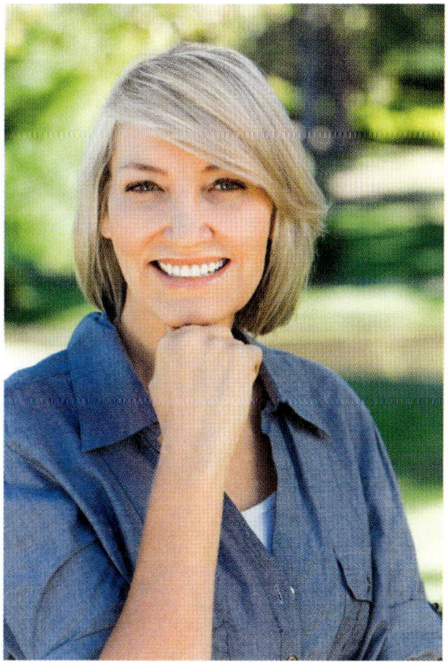

In den Kollagenfasern eingebettet liegt ein reich verzweigtes Geflecht von Blut- und Lymphgefäßen. Wird das körpereigene Abwehrsystem von den Langerhans-Zellen der Oberhaut mobilisiert, pumpt der Körper Blut und Lymphflüssigkeit in die betreffende Hautregion. Die Haut rötet sich, schwillt an und bildet Quaddeln und Pusteln. Ebenfalls in der Lederhaut befinden sich Tausende von Nervenfasern. Sie sind für die Wahrnehmung von Druck, Berührung, Schmerz, Temperatur und Juckreiz zuständig.

Schwache elastische Netze bringen verzogene Haut wieder in die ursprüngliche Lage zurück (Mimik). Mit zunehmendem Alter degenerieren diese Fasern. Beschleunigt wird dieser Degenerationsprozess durch UV-Strahlung und häufigen Solariumbesuch (Pergamenthaut).

Das notwendige Funktionsmittel Nr. 11 Silicea

- ist das Hauptmittel der Bindegewebszellen und voraussetzend für den Aufbau des Bindegewebes; eine gute Versorgung mit Silicea verlangsamt die Faltenbildung;
- gilt als biochemisches Schönheitselixier, weil dieser Mineralstoff ein wichtiger Baustein für die Haare und die Nägel ist,
- ist wesentlich an der Neubildung von Knochen und Knorpel beteiligt.

Wichtige Funktionsmittel für Aufbau und Versorgung der Unterhaut

- Nr. 8 Natrium chloratum: Ernährung der Gewebe
- Nr. 9 Natrium phosphoricum: Fettstoffwechsel
- Nr. 12 Calcium sulfuricum: Durchlässigkeit der Gewebe

Die Unterhaut oder Subkutis besteht aus lockerem Bindegewebe, in das wie kleine Kissen Fettpolster eingelagert sind. Sie dienen der Wärmeisolierung des Körpers. Durchzogen wird das Bindegewebe von Ausläufern der festen Fasern der Lederhaut. Diese Fasern sind direkt mit der unter der Unterhaut liegenden Körperfaszie verbunden. Sie besteht aus sehr festen Kollagenfasern. Je nach Körperregion folgen dann Muskulatur, Knochen, Knorpel oder Fett.

Das notwendige Funktionsmittel Nr. 8 Natrium chloratum

- reguliert den Flüssigkeitshaushalt und damit den Wasserhaushalt; viel oder im Gegenteil wenig Durst sind Zeichen eines Bedarfs an Natrium chloratum,
- ist wichtig für die Bildung neuer Zellen,
- ist wesentliches Funktionsmittel zur Ausscheidung biologischer und metallischer Gifte (Amalgam!),
- unterstützt den Stoffwechsel nicht oder kaum durchbluteter Gewebe wie Bänder, Sehnen, Knorpel.

Eingelagert in die Unterhaut sind die Endstücke der Haarbälge und der Rezeptoren für Druck und Vibration. Die Unterhaut ist nicht am ganzen Körper gleich dick. Je nach Ernährungsgewohnheiten sind viel oder wenig Fettzellen eingelagert. Ein Unterhautgewebe ohne Fettzellen gibt es nicht. Dieses Gewebe ist gleichzeitig ein Kälteschutz, ein Energiespeicher und ein Puffer gegen Stöße.

Das notwendige Funktionsmittel Nr. 9 Natrium phosphoricum

- ist eine basische Mineralstoffverbindung, die Säuren abbaut; sie entlastet den Körper im Falle einer Übersäuerung,
- ist Bestandteil der Nervenbahnen, wichtig für ein belastbares Nervensystem,
- reguliert den Fettstoffwechsel; ein Defizit an Natrium phosphoricum kann sich daher in der Ausscheidung von Fetten (fettige Haut, Haare, Mitesser) äußern.

Die Durchlässigkeit des Bindegewebes entscheidet über die Versorgung der Zellen und den Abtransport von Stoffwechselprodukten und Schadstoffen. Dieser Vorgang wird unterstützt mit Nr. 12 Calcium sulfuricum. Es gilt als das Mittel für die Durchlässigkeit des Bindegewebes und wird angewendet, wenn Prozesse stagnieren. Cellulite zeigt einen Bedarf an.

Das notwendige Funktionsmittel Nr. 12 Calcium sulfuricum

- ist das biochemische Funktionsmittel für die Durchlässigkeit des Bindegewebes; der Zustand des Bindegewebes entscheidet darüber, wie die Zellen versorgt werden und wie Stoffwechselprodukte aus der Zelle abtransportiert werden,
- ist bei Prozessen bewährt, die ins Stocken geraten sind,
- ist wichtig für den Eiweißabbau und wirkt Säuretilgend,
- fördert die Ausscheidung.

Das Hautbild verbessern mit Schüßler-Salzen

Nicht nur in der Kosmetik, auch in der Biochemie nach Dr. Schüßler werden Abweichungen von einem normalen Hautbild genau wahrgenommen und unterschiedlich versorgt. Eine „normale" Haut ist gut befeuchtet und so gefettet, dass kein Fettglanz sichtbar wird. Sie fühlt sich samtig und weich an und ist straff. Diesen idealen Zustand zeigen die wenigsten Menschen. Meist finden sich Abweichungen, die gleichzeitig ein Hinweis auf den Bedarf an den Mineralstoffen nach Dr. Schüßler sein können:

Fettige Haut: Die Haut zeigt einen Fettglanz, oft sind die Poren erweitert oder sogar mit Talg verstopft (Mitesser), neigt zu Pickeln. Das Hauptmittel ist Nr. 9 Natrium phosphoricum.

Trockene Haut: Die Haut ist empfindlich und neigt zu Rötungen, fühlt sich rau an. Das Hauptmittel ist Nr. 8 Natrium chloratum.

Mischhaut: Die sogenannte T-Zone (Nase, Stirn, mittlerer Gesichtsbereich) erscheint fet-

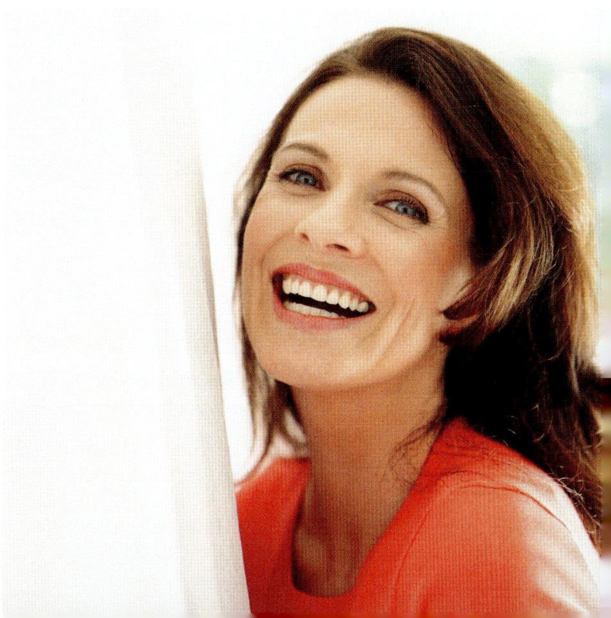

tig, die anderen Gesichtspartien eher trocken. Die Hauptmittel sind Nr. 8 Natrium chloratum und Nr. 9 Natrium phosphoricum.

Fettarme Haut: Diese Haut verlangt nach einer Pflege mit einer reichhaltigen, fetten Creme. Sie zeigt ein chronisches Defizit an Nr. 9 Natrium phosphoricum an. Im Unterschied zu einer trockenen, feuchtigkeitsarmen Haut, die die fette Creme nicht aufnimmt.

Grobporige Haut: Die großen Poren zeigen den Bedarf an Nr. 8 Natrium chloratum an.

Schuppige Haut: In der obersten Schicht der Haut wird der Hornstoff unzureichend gebunden. Weiße, trockene Schuppen zeigen den Bedarf an Nr. 1 Calcium fluoratum und Nr. 8 Natrium chloratum. Gelbliche Abschuppungen auf klebrigem Untergrund zeigen den Bedarf an Nr. 6 Kalium sulfuricum an.

Faltige Haut: Das Bindegewebe schrumpft und die oberste Hautschicht bildet Falten. Das Hauptmittel ist Nr. 11 Silicea. Wenn sich über der Oberlippe steile Falten bilden, gilt dies in der Biochemie als Hinweis auf Nr. 9 Natrium phosphoricum, so dass dieser Mineralstoff ergänzt werden sollte.

Welke Haut: Die Haut verliert an Elastizität und Spannkraft. Sie wirkt wie ein welkes Blatt. Das Hauptmittel ist Nr. 1 Calcium fluoratum.

Empfindliche Haut: Die Haut reagiert mit Rötungen auf rauere Kleidung oder beispielsweise Wetterwechsel. Die Hauptmittel sind Nr. 1 Calcium fluoratum, Nr. 3 Ferrum phosphoricum, Nr. 5 Kalium phosphoricum.

Rissige Haut. Die Haut reißt besonders an empfindlichen, besonders belasteten Hautpartien (Mundwinkel, Fingerkuppen) ein. Das Hauptmittel ist Nr. 1 Calcium fluoratum.

Ausscheidungsorgan Haut

Pickel, rote Flecken auf der Haut oder Juckreiz können ein Zeichen sein, dass die Ausscheidung belastender Stoffe (Säuren, Schlacken, Gifte) über die inneren Organe gestört ist. Die Haut als größtes Ausscheidungsorgan kann genutzt werden, um diese Stoffe auszuscheiden. Intensiviert wird dieser Ausscheidungsvorgang über das Schwitzen. Dieser Ausscheidungsweg hilft, Reaktionen wie Schwellungen, Säureflecken zu vermeiden oder zu lindern, und ist daher immer, wenn Ausscheidungen dringlich erscheinen, anzuwenden.

Folgende Maßnahmen eignen sich zur Unterstützung der Ausscheidung über die Haut:

- Aktive sportliche Betätigung: Der Körper kommt ins Schwitzen und scheidet über den Schweiß Stoffe aus, die sich im Gewebe unter der Haut befinden.
- Sauna: Dies ist eine Möglichkeit, passiv ins Schwitzen zu kommen.
- Bäder: Im Bad kann diese Situation herbeigeführt werden, wenn die Badetemperatur über der Körpertemperatur liegt (über 37 Grad Celsius).
- Basenbad: Siehe Seite 82.

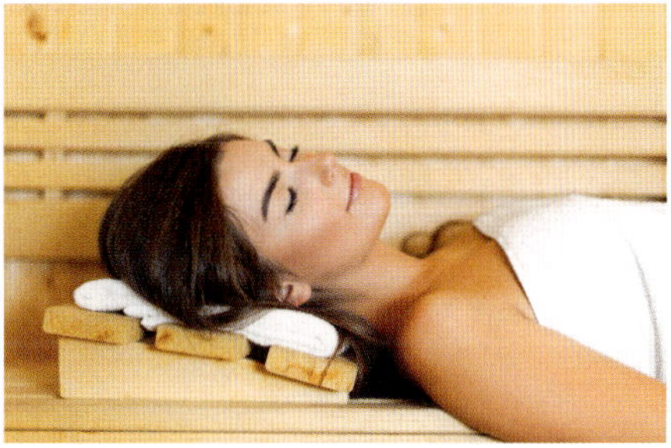

Übersichtstabelle Haut

Siehe auch Übersichtstabelle Hautstörungen im Anhang (Seite 99). Die nachstehende Tabelle gibt eine Übersicht, welche wesentlichen Funktionen die Mineralstoffe nach Dr. Schüßler auf eine gesunde Haut ausüben.

Mineralstoff nach Dr. Schüßler	Funktion für die Haut
Nr. 1 Calcium fluoratum	Elastizität der Haut, ausgewogene Ausbildung der Hornschicht
Nr. 2 Calcium phosphoricum	Aufbau des Bindegewebes, Eiweißstoffwechsel, Entspannung der Muskulatur und damit verbundene gute Durchblutung, wichtiges Regenerationsmittel
Nr. 3 Ferrum phosphoricum	Wichtiges Transportschiff im Körper und daher voraussetzend für die Versorgung der Haut, auch mit Sauerstoff, Antioxidans
Nr. 4 Kalium chloratum	Aufbau des Bindegewebes, unterstützt die Drüsentätigkeit und die Entgiftung
Nr. 5 Kalium phosphoricum	Gewebeaufbau und Regeneration, frische Energie
Nr. 6 Kalium sulfuricum	Pigmentierung der Haut und der Haare, ist wichtig für den Stoffwechsel der Zelle (Versorgung und Abtransport belastender Stoffe)
Nr. 7 Magnesium phosphoricum	Wesentlich für die Lymphe und damit für die Versorgung des Bindegewebes, entspannt

Mineralstoff nach Dr. Schüßler	Funktion für die Haut
Nr. 8 Natrium chloratum	Regulierung des Flüssigkeitshaushalts und die Bindung von Wasser, Gewebeaufbau und Regeneration, Entgiftung
Nr. 9 Natrium phosphoricum	Regulierung des Fettstoffwechsels, baut überschüssige Säuren ab
Nr. 10 Natrium sulfuricum	Wesentlich für die Entgiftung über Leber und Darm, Entlastung der Haut
Nr. 11 Silicea	Funktionsstoff des Bindegewebes, wesentlich für den Aufbau von Haut, Haaren und Nägeln
Nr. 12 Calcium sulfuricum	Durchlässigkeit des Gewebes, wesentlich für Versorgung und Zustand des Bindegewebes

Anwendung ausgewählter Erweiterungsmittel für die Haut

Die Erweiterungsmittel können zusätzlich angewendet werden, wenn mit den Basissalzen keine ausreichende Wirkung erzielt werden kann. Insbesondere bei chronischen Beschwerden ist dies zu empfehlen. Im Folgenden sind einzelne wesentliche Anwendungen der Erweiterungsmittel bei Störungen der Haut aufgelistet.

Mineralstoff nach Dr. Schüßler	Hautstörung/-erscheinung
Nr. 13 Kalium arsenicosum	• Alle schwer zu beeinflussenden Hauterkrankungen mit Juckreiz • Rötungen • Schuppen • Rhagadenbildung • Hautausschläge • sämtliche hartnäckige Hauterkrankungen, auch infolge von Allergien etc.
Nr. 14 Kalium bromatum	• Warzen, die sich nicht mit Nr. 4 und Nr. 10 behandeln lassen • Pubertätsakne • bei hartnäckigen Drüsenschwellungen
Nr. 17 Manganum sulfuricum	• Abnorme Hautblässe • schlecht heilende Wunden

Mineralstoff nach Dr. Schüßler	Hautstörung/-erscheinung
Nr. 18 Calcium sulfuratum	• Krampfadern, Hämorrhoidenprobleme • klebrige Sekrete • extrem schlechte Wundheilung • stinkende Absonderungen, die sich mit Nr. 5 Kalium phosphoricum nicht beeinflussen lassen
Nr. 19 Cuprum arsenicosum	• Vitiligo • Sommersprossen
Nr. 20 Kalium-Aluminium sulfuricum	• Chronische Trockenheit • extremer Schweiß (läuft wie Wasser) • schuppende, gerötete Haut
Nr. 21 Zincum chloratum	• Herpes • Wundheilungsstörungen • zusätzlich bei chronischen Hauterkrankungen
Nr. 22 Calcium carbonicum	• Schorf am Kopf • Ausschläge an den Lippen • Schweißausbrüche, Schwitzen am Kopf
Nr. 23 Natrium bicarbonicum	• Übersäuerung • chronische Hauterkrankungen

Gesunde Bräune

Sonne ist lebenswichtig. Ohne Sonne wäre kein Leben möglich, Pflanzen benötigen das Sonnenlicht für ihr Wachstum. Ohne Pflanzen keine Nahrung für Tier und Mensch. Auch unser Stoffwechsel ist abhängig vom Sonnenlicht: Durch UV-Einwirkung wird beispielsweise das für unseren Calciumstoffwechsel notwendige Vitamin D gebildet. Die Strahlungen des Sonnenlichts

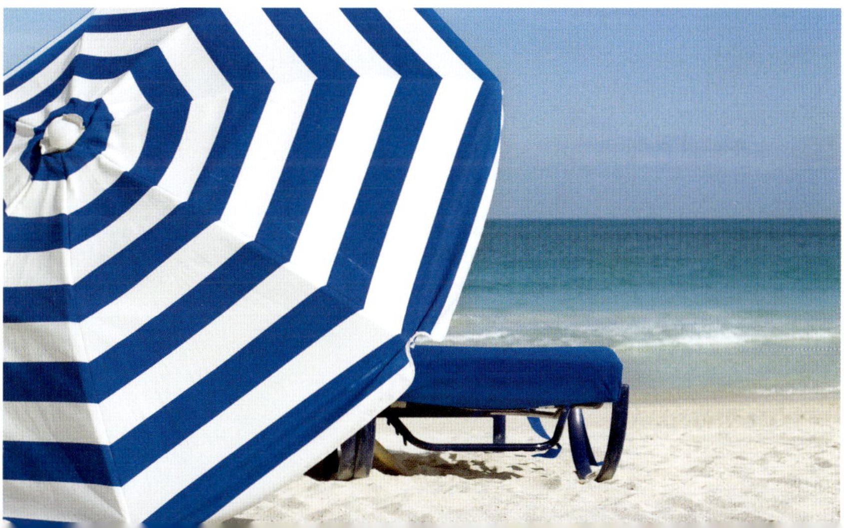

können bekanntermaßen auch Schäden anrichten. Besonders im Sommer, wenn die Anzahl der Sonnenstunden am größten und die Strahlungsintensität am höchsten ist. Vorsichtsmaßnahmen zum Schutz sind daher in dieser Jahreszeit besonders notwendig. Ein wesentlicher Eigenschutz der Haut sind die Hautpigmente. Das Funktionsmittel in der Biochemie nach Dr. Schüßler für die Pigmentierung ist Nr. 6 Kalium sulfuricum.

Schutz für die Haut

Die menschliche Haut zeigt nach Einwirkung von Sonnenlicht unterschiedliche Färbungen. Der entscheidende Faktor für die Hautfarbe ist die Menge des Pigments Melanin. Jeder Mensch hat eine individuelle genetische Veranlagung, von der abhängt, wie viele und welche Farbpigmente in die Haut eingelagert werden. Aber es gibt auch variable Faktoren, die die Ausprägung der Hautfarbe beeinflussen, z. B. der Hormonhaushalt des Menschen oder die Strahlungsintensität, der die Haut ausgesetzt ist.

Die Hautpigmente haben eine wesentliche Schutzfunktion. In der Basalzellschicht der Haut findet die Zellteilung statt. Dabei werden die neu gebildeten Zellen in Richtung Hautoberfläche geschoben. Der Vorgang der Zellteilung ist sehr strahlenempfindlich. In der Basalzellschicht befinden sich deshalb die Melaninzellen (Pigmentzellen), die einen braunschwarzen Farbstoff bilden, der ultraviolette Strahlung abfängt. Die Melanozyten sind die Sonnenschirme unserer Haut. Ist die Haut vermehrter Strahlung ausgesetzt, wird mehr Farbstoff gebildet. Das Resultat wird als Hautbräunung wahrgenommen. Ohne Schutz zerstören die UV-Strahlen die tieferen Gewebe der Haut und schädigen das Erbgut der Basalzellen. Die Zellteilung wird negativ beeinflusst, Zellen werden vernichtet oder können entarten.

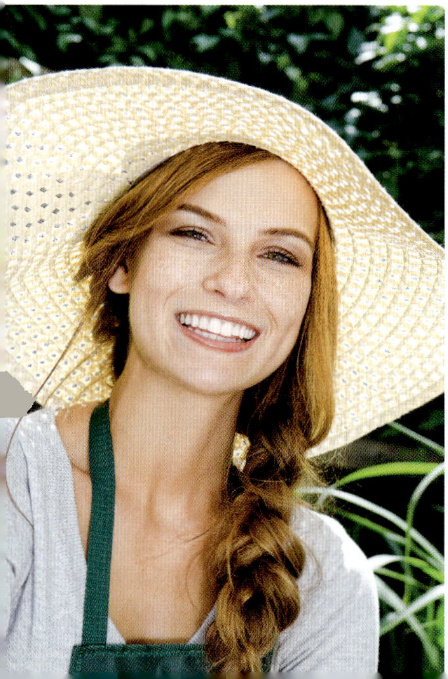

Für die Melaninbildung in den Melanozyten der Oberhaut und damit für die Pigmentierung der Haut ist in der Biochemie nach Dr. Schüßler Nr. 6 Kalium sulfuricum D6 das wesentliche Funktionsmittel.

Schüßler-Salz-Kur zur Vorbereitung der Haut auf Sonne

Mineralstoff nach Dr. Schüßler	Funktion	Tabl./Tag
Nr. 3 Ferrum phosphoricum D_{12}	Stoffwechsel der Haut	7
Nr. 6 Kalium sulfuricum D_6	Pigmentierung	7
Nr. 8 Natrium chloratum D_6	Flüssigkeitshaushalt	7
Nr. 10 Natrium sulfuricum D_6	Ausscheidung von Stoffwechselprodukten	7–10

Empfehlenswert: Die zusätzliche Anwendung der biochemischen Creme Nr. 6.

Störungen der Pigmentierung

Fast jeder wünscht sich eine natürliche Bräunung der Haut mit gleichmäßiger Pigmentierung. Doch oft bilden sich im Gesicht, am Hals oder auf den Händen unregelmäßige Pigmentflecken, die als äußerst störend oder unästhetisch empfunden werden. Darüber hinaus gelten sie als unschöne Zeichen der Hautalterung. Hierzu gehören auch so genannte Altersflecken, „Schwangerschaftsflecken" oder Pigmentflecken, die beispielsweise nach der Einnahme von Hormonen, z. B. der Pille, auftreten können. Sie sind Ausdruck einer gestörten Melaninproduktion bzw. -verteilung. In der Biochemie nach Dr. Schüßler sind sie antlitzanalytische Zeichen für den Bedarf an Nr. 6 Kalium sulfuricum.

Achtung

Das Schüßler-Salz Nr. 6 Kalium sulfuricum regt den Stoffwechsel der Zelle an. Als Folge fallen mehr ausscheidungspflichtige Stoffwechselprodukte an.
Reaktionen können sein: Schwellungen, Hautjucken.
Zur Vermeidung von Ausscheidungsreaktionen sollte bei der langfristigen Anwendung von Nr. 6 Kalium sulfuricum die Nr. 10 Natrium sulfuricum ergänzt werden.

Die Erfahrungen in der Praxis haben gezeigt, dass Kalium sulfuricum innerlich und äußerlich angewendet sehr hilfreich bei Pigmentstörungen ist. In vielen Fällen verschwinden oder verblassen die Pigmentflecken, wenn dieses Schüßler-Salz über einen längeren Zeitraum, der mindestens ein halbes Jahr umfasst, angewendet wird.

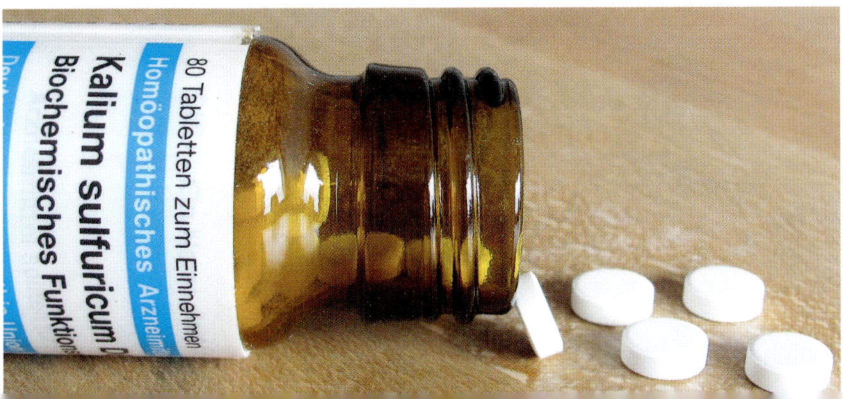

Tipps zur Vorbeugung von Sonnenschäden

- Der Haut eine Chance zur Eingewöhnung geben: Erste „Sonnenbäder" im Schatten.
- Die strahlungsintensive Mittagssonne meiden.
- Ein Sonnenschutzpräparat mit ausreichendem UVA- und UVB-Lichtschutzfaktor mind. 20 Minuten vor dem Sonnenbad auftragen.
- Sonnengerechte Kleidung: Sonnenhut, UV-dichte Kleidung, Sonnenbrille.
- Auf Stoffe achten, die die Hautempfindlichkeit erhöhen oder sogar Reaktionen bei Sonneneinstrahlung hervorrufen, beispielsweise Kosmetika, Parfüm, Deodorant, Waschmittel, Medikamente (z. B. Diuretika, Antibiotika, Abführmittel, Psychopharmaka, blutdrucksenkende Mittel), Duftstoffe wie Bergamotte, Lavendel, Zitrone.

Auch Menschen, die aufgrund eines großen Defizits an Kalium sulfuricum kaum braun werden, kann mit diesem Schüßler-Salz geholfen werden.

Da die Tyrosinase, das Schlüsselenzym für die Bildung von Melanin, auf die Anwesenheit von Kupfer angewiesen ist, sollte bei Pigmentierungsstörungen der Haut zusätzlich zu der Kombination der Schüßler-Salze über einen Zeitraum von 6–8 Wochen Nr. 19 Cuprum arsenicosum mit 5 Tabl./Tag begleitend genommen werden.

Das biochemische Funktionsmittel Nr. 6 Kalium sulfuricum regt die Pigmentierung an. Keinesfalls wäre die Anwendung ausreichend, um sich ungeschützt der Sonnenstrahlung auszusetzen.

Meine Notizen:

Top in Form: Hände, Füße, Nägel

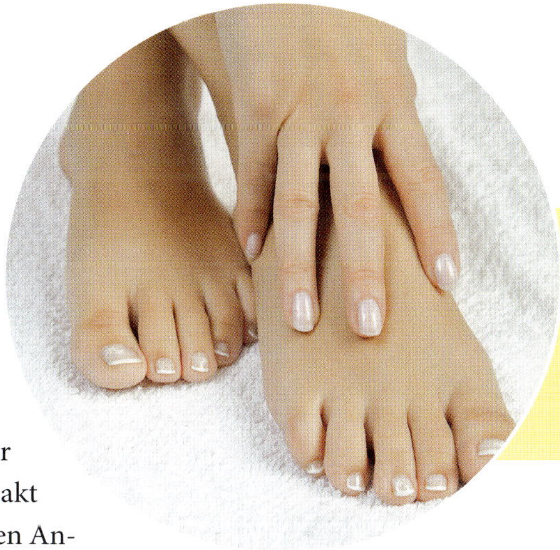

Hände sind wie eine Visitenkarte. Sie verraten viel über einen Menschen: sein Alter, seine Arbeit. Mit den Händen wird gestikuliert, kommuniziert, werden Gegenstände ertastet. Hände sind auch ein zwischenmenschliches Medium: Wir reichen die Hand zur Begrüßung, streichen einem Kind über die Wange. Für das Wohlbefinden ist es daher sehr wichtig, dass die Hände gepflegt und im Kontakt mit anderen Menschen angenehm sind. Die folgenden Anwendungen der Schüßler-Salze können Sie innerlich und äußerlich anwenden und damit sowohl gesundheitsfördernde als auch kosmetische Effekte erzielen.

Gepflegte Hände und Füße

Hände und Füße sind großen Belastungen ausgesetzt. Die Hände offenbaren durch Pigmentflecken oder faltige Haut auch einen sichtbaren Alterungsprozess, der im Gesicht noch kosmetisch abgemildert werden kann. Eine regelmäßige Pflege mit der biochemischen Creme, Salbe oder Lotion Nr. 1 stärkt die Belastungsfähigkeit der Haut und dient somit auch der Prophylaxe vor Lichtschäden oder auch Krankheitserregern. Cremen Sie Hände und Füße nach dem Waschen oder Duschen mit Nr. 1 Calcium fluoratum ein. Sie können nach Bedarf auch verschiedene Schüßler-Salze in der äußeren Anwendung kombinieren. Bei akuten Beschwerden sollten Hand- oder Fußbäder für einen schnellen lindernden Effekt genutzt werden.

Bewährte Kombinationen zur Hand- und Fußpflege

Handpflege	Mineralstoff nach Dr. Schüßler
Kalte Hände	• Nr. 2 Calcium phosphoricum D6 • Nr. 8 Natrium chloratum D6
Altersflecken	• Nr. 6 Kalium sulfuricum D6
Raue rissige Hände	• Nr. 1 Calcium fluoratum D12
Fingernägel kauen	• Nr. 7 Magnesium phosphoricum D6

Fußpflege	Mineralstoff nach Dr. Schüßler
Geschwollene Füße – nach Druck bleibt die Vertiefung	• Nr. 8 Natrium chloratum D6
Geschwollene Füße – nach Druck bleibt die Vertiefung nicht	• Nr. 10 Natrium sulfuricum D6
Feuchtkalt, Schweiß	• Nr. 8 Natrium chloratum D6 • Nr. 9 Natrium phosphoricum D6 • Nr. 10 Natrium sulfuricum D6
Fußpilz	• Nr. 5 Kalium phosphoricum D6 • Nr. 6 Kalium sulfuricum D6
Ferse: Risse	• Nr. 1 Calcium fluoratum D12
Schrunden	• Nr. 1 Calcium fluoratum D12
Fersensporn	• Nr. 1 Calcium fluoratum D12 • Nr. 2 Calcium phosphoricum D6 • Nr. 7 Magnesium phosphoricum D6
Pilzerkrankung	• Nr. 5 Kalium phosphoricum D6 • Nr. 6 Kalium sulfuricum D6
Schweißfuß	• Nr. 9 Natrium phosphoricum D6 • Nr. 11 Silicea D12
Hornhaut	• Nr. 1 Calcium fluoratum D12
Blasen	• Nr. 8 Natrium chloratum D6
Warzen	• Nr. 10 Natrium sulfuricum D6

Siehe auch Fußbad und Handbad unter „Das Basenbad“ (Seite 82).

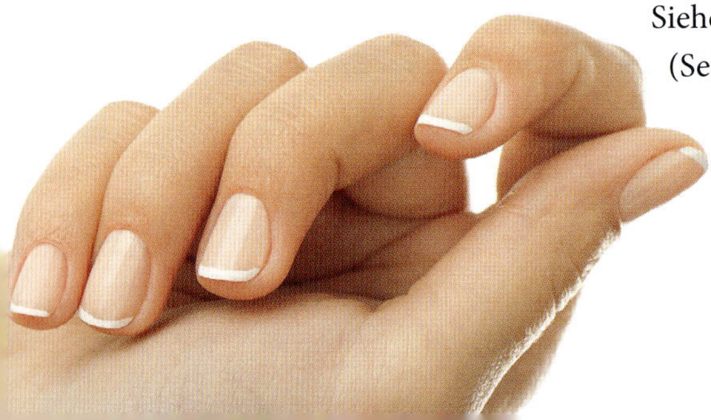

Feste Nägel

Auch die Nägel eines Menschen zeigen Störungen des Mineralstoffbedarfs deutlich an. Der gesunde Nagel zeigt sich ohne Verfärbungen elastisch, glänzend und wohlgeformt. Bei Problemen mit den Nägeln haben sich Mineralstoffpackungen (Breiauflagen) bewährt. Während die Packung auf den Fingernägeln wirkt, ca. 20 Minuten, können Einmalhandschuhe getragen werden.

Weiche Nägel: Die Nägel sind übermäßig biegsam und reißen bei längerem Kontakt mit Wasser ein. Das passende Schüßler-Salz ist Nr. 1 Calcium fluoratum.

Splitternde Nägel: Die Nägel brechen und splittern schon bei kleinsten Anstößen. Das zeigt einen Bedarf an Nr. 1 Calcium fluoratum.

Nägel lösen sich in Schichten auf: Die Nagelplatten sind nicht stabil miteinander verbunden. Hier zeigt sich der Bedarf an Nr. 11 Silicea.

Längsrillen auf der Nagelplatte: Die Struktur der Nagelplatte zeigt kleine Wölbungen, sogenannte Längsrillen. Das passende Schüßler-Salz ist Nr. 11 Silicea.

Einkerbungen bzw. Querrillen auf der Nagelplatte: Einzelne Einkerbungen oder Wölbungen, die quer verlaufen, können einem Bedarf an Nr. 3 Ferrum phosphoricum zugeordnet werden.

Weiße Flecken auf dem Nagel: Zeigen sich weiße Flecken auf dem Nagel, ist das wesentliche Schüßler-Salz Nr. 2 Calcium phosphoricum. Es ist auch ein Zeichen für den Bedarf an Nr. 21 Zincum chloratum.

Nagelpilz: Der Pilz zeigt sich oft gelblich. Der wesentliche Funktionsstoff ist Nr. 6 Kalium sulfuricum. Die Kombination mit den Mineralstoffen Nr. 1 Calcium fluoratum, Nr. 5 Kalium phosphoricum, Nr. 9 Natrium phosphoricum und Nr. 11 Silicea hat sich bewährt.

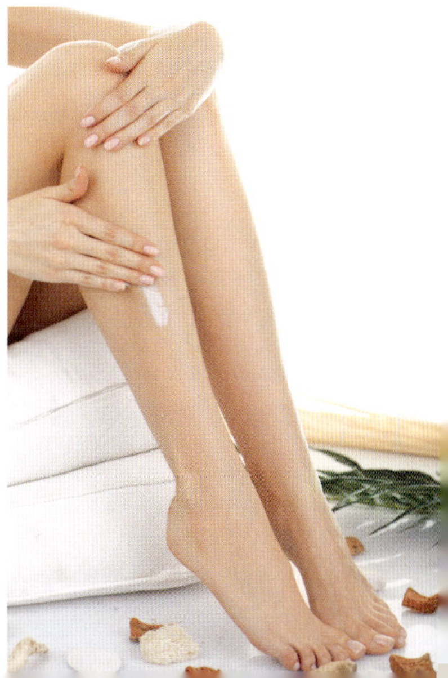

Schöne Beine und starke Venen

Siehe auch „Das Leben braucht Schwung“ (ab Seite 66). Jeden Tag leisten die Beinvenen Schwerstarbeit. Das Blut muss aus den Beinen wieder zurück zum Herzen transportiert werden. Ca. 4500 Liter Blut müssen gegen die Schwerkraft bewegt werden. Wenn die

Muskulatur in Fuß, Wade und Oberschenkel angespannt wird, presst sie die Venen zusammen. Die Venenklappen lassen den Blutfluss nur in eine Richtung zu. So wird das Blut zum Herzen gepresst. Die Gemeinschaftsarbeit zwischen Muskelpumpe und Venen funktioniert am besten während des Gehens. Gesunde Venen brauchen Bewegung! Bei längerem Stehen füllen sich die Venen auf. So lange, bis die erste Klappe langsam auseinander gedrückt und undicht wird. Die nächste Klappe muss nun eine höhere Last an Blut tragen. Jetzt kann durch die zunehmende Belastung der Venenwände eine Kettenreaktion entstehen. Sind die Venenwände geschwächt, kommt es zur Bildung von Krampfadern (Varizen). Hauptmittel der Biochemie nach Dr. Schüßler ist Nr. 1 Calcium fluoratum. Calcium fluoratum reguliert die Fähigkeit der elastischen Gewebe, sich zu dehnen und wieder zusammenzuziehen. Zur Prophylaxe werden 3–5 Tabletten täglich genommen, beispielsweise als Kur 4–6 Wochen. Krampfadern verweisen auf einen chronischen Prozess. Hier ist eine lang andauernde Begleitung (mindestens 6 Monate) mit 7–10 Tabletten täglich erforderlich. In der Praxis hat sich folgende Kombination der Schüßler-Salze mit zusätzlicher äußerer Anwendung bewährt:

Kombination für die Venen

Mineralstoff nach Dr. Schüßler	Funktion	Tabl./Tag (Prophylaxe)
Nr. 1 Calcium fluoratum D12	Elastizität der Gewebe	3
Nr. 4 Kalium chloratum D6	Fließfähigkeit des Blutes	6
Nr. 9 Natrium phosphoricum D6	Abbau überschüssiger Säuren	6
Nr. 11 Silicea (D12)	Bindegewebsmittel	3

Äußerlich kann die biochemische Creme/Lotion Nr. 1 oder die Kombination als Mischung der verschiedenen biochemischen Cremes zusätzlich äußerlich angewendet werden.

Tipp

Massieren Sie Ihre Beine über einen längeren Zeitraum von 6 Wochen mit einer Mischung aus folgenden Schüßler-Salz-Cremes ein: Nr. 11 Silicea und Nr. 12 Calcium sulfuricum.

Schlafen und schwitzen: Regeneration und Regulation

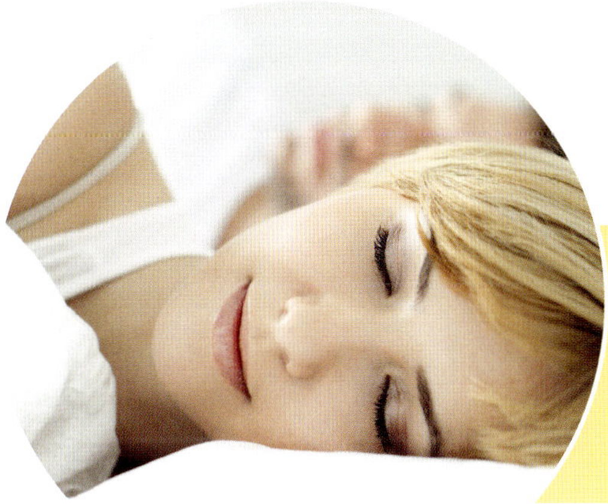

Ruhepausen sind sehr wichtig für den Menschen. Erholsamer Schlaf hat positive Auswirkungen auf die Gesundheit des Menschen. Wissenschaftler sagen, dass der Körper hierdurch in eine Regenerations- und Reparaturphase kommt. Im Traum verarbeiten wir zudem die Tagesgeschehnisse. Ebenso werden Wachstumshormone und Reparaturstoffe der Haut aktiviert.

Schwitzen ist wichtig zur Regulierung unserer Körpertemperatur und zum Aufbau unseres Säureschutzmantels der Haut. Mit dem Schweiß werden nicht nur Wasser und mineralische Substanzen ausgeschieden, sondern auch belastende Stoffe (Schadstoffe, Säuren etc.).

Erholsamer Schlaf

Nr. 7 Magnesium phosphoricum gilt als das biochemische „Schlaf- und Weckmittel". Bei einem Magnesiummangel kommt der betroffene Mensch am Abend schlecht ins Bett und am Morgen fällt es ihm sehr schwer, aufzustehen. Bereiten Sie am Abend eine „heiße 7" vor und trinken Sie es langsam in kleinen Schlucken. Entspannen Sie sich dabei. Morgens nehmen Sie 3 Tabletten Nr. 7 Magnesium phosphoricum.

Info

„Die heiße 7"

Magnesium phosphoricum ist das einzige Schüßler-Salz, das in aufgelöstem heißen Wasser eine besondere Funktion ausübt: Durch den (kurzen) Abkochvorgang werden zunächst die Gase aus dem Wasser getrieben. In Verbindung mit 7–10 Tabletten Magnesium phosphoricum entsteht nun eine Lösung, die den Körper unterstützt, Fäulnisgase aus dem Darm auszutreiben. Gleichzeitig wird die Entkrampfung und Entspannung unterstützt. Aufgrund der schnell eintretenden und wohltuenden Wirkung der „heißen 7" eignet sich diese Art der Einnahme auch bei allen Schmerzen, die plötzlich krampfartig, blitzartig schießend, bohrend oder stechend sind.

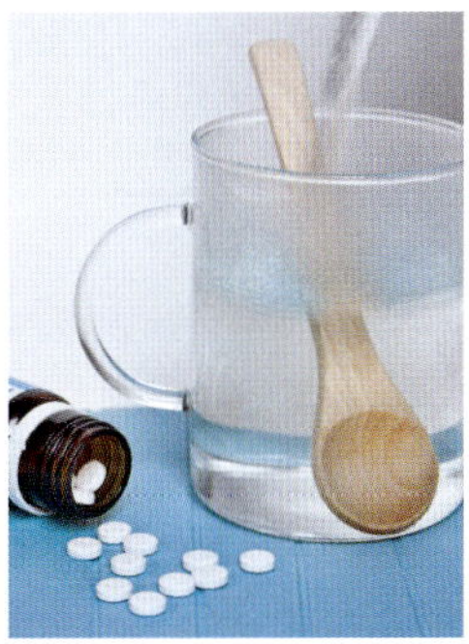

Bewährte Kombinationen für erholsamen Schlaf

	Mineralstoff nach Dr. Schüßler
Einschlafstörung	• Nr. 2 Calcium phosphoricum • Nr. 7 Magnesium phosphoricum Bei älteren Menschen zusätzlich: • Nr. 25 Aurum chloratum natronatum
Aufwachen nach Mitternacht	• Nr. 2 Calcium phosphoricum • Nr. 7 Magnesium phosphoricum • Nr. 10 Natrium sulfuricum
Durchschlafstörungen bei Harndrang	• Nr. 8 Natrium chloratum • Nr. 10 Natrium sulfuricum • Nr. 16 Lithium chloratum
Schlaflosigkeit Gedankenkreisen	• Nr. 5 Kalium phosphoricum • Nr. 7 Magnesium phosphoricum
Schlaflosigkeit bei Geräuschempfindlichkeit	• Nr. 2 Calcium phosphoricum • Nr. 9 Natrium phosphoricum • Nr. 11 Silicea
Schlaflosigkeit bei innerer Unruhe	• Nr. 7 Magnesium phosphoricum • Nr. 14 Kalium bromatum • Nr. 15 Kalium jodatum
Schlaflosigkeit nervös	• Nr. 7 Magnesium phosphoricum • Nr. 9 Natrium phosphoricum • Nr. 11 Silicea
Schlaflosigkeit trotz Ermüdung	• Nr. 3 Ferrum phosphoricum • Nr. 5 Kalium phosphoricum • Nr. 8 Natrium chloratum
Schlaflosigkeit bei Vollmond	• Nr. 7 Magnesium phosphoricum • Nr. 25 Aurum chloratumnatronatum
Angst einzuschlafen	• Nr. 12 Calcium sulfuricum
Stundenlanges Wachliegen	• Nr. 5 Kalium phosphoricum
Schlafwandeln	• Nr. 2 Calcium phosphoricum • Nr. 7 Magnesium phosphoricum • Nr. 25 Aurum chloratum natronatum

Schwitzen ist gesund!

Durch Schwitzen werden wichtige Regulationsvorgänge in Gang gesetzt. Problematisch ist, wenn ein Mensch die Schweißentwicklung unterdrückt oder sogar nicht mehr schwitzen kann, weil ein wichtiger Ausscheidungsweg blockiert wird.

Körpergeruch – trotz Pflege und Hygiene – kann ein Zeichen sein, dass der Körper über die Haut belastende Stoffe ausscheidet. Basische Bäder (siehe Seite 82) entlasten und vermindern die Geruchsentwicklung.

So helfen Schüßler-Salze

Mineralstoff nach Dr. Schüßler	Funktion
Nr. 4 Kalium chloratum	Regulierung der Schweißdrüsentätigkeit
Nr. 8 Natrium chloratum	Regulierung des Flüssigkeitshaushalts/des Volumens
Nr. 9 Natrium phosphoricum	Abbau der Säuren
Nr. 10 Natrium phosphoricum	Abbau der Schadstoffe
Nr. 11 Silicea	Bei Fuß- und Handschweiß, kann unterdrückten Schweiß wieder in Fluss bringen

Stellen Sie Ihr eigenes Deo her

Lösen Sie dafür die Mineralstoffe Nr. 4 Kalium chloratum und Nr. 8 Natrium chloratum (aus Tabletten oder Pulver) auf, warten Sie, bis sich der Milchzucker abgesetzt hat und filtern Sie die Mischung durch einen Teefilter in eine Sprühflasche. Sprühen Sie Ihr persönliches Deodorant morgens und je nach Bedarf im Laufe des Tages unter die Arme. Aufgrund der begrenzten Haltbarkeit von unkonservierten, wässrigen Lösungen (Verunreinigung mit Keimen) sollten Sie die Mischung idealerweise täglich frisch herstellen!

Achtung

Verwenden Sie Deodorants ohne Aluminium! Ein Deodorant sollte nur den Schweißgeruch neutralisieren und gegen Bakterien wirksam sein. Aluminium in einem Deodorant unterdrückt als Antitranspirant die Schweißsekretion und damit die Ausscheidung. Die im Körper verbleibenden Stoffe belasten das Gewebe. Zudem kann Aluminium über die Haut aufgenommen werden, und es wird diskutiert, ob es mit bestimmten Krebserkrankungen und Alzheimer in Zusammenhang gebracht werden kann.

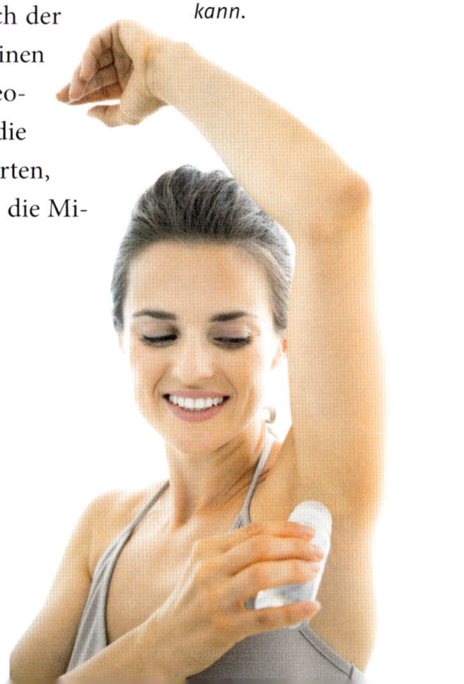

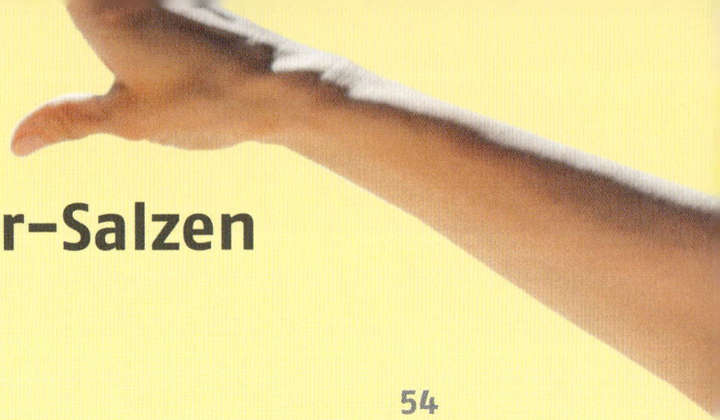

Schlank mit Schüßler-Salzen

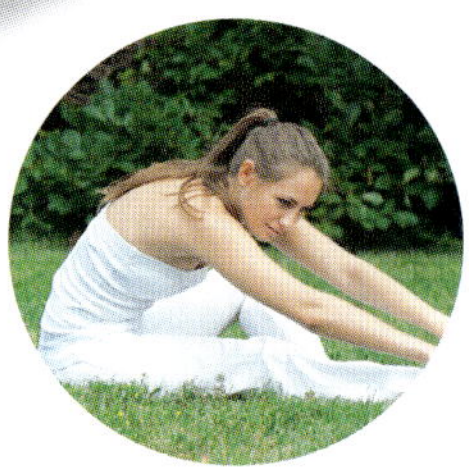

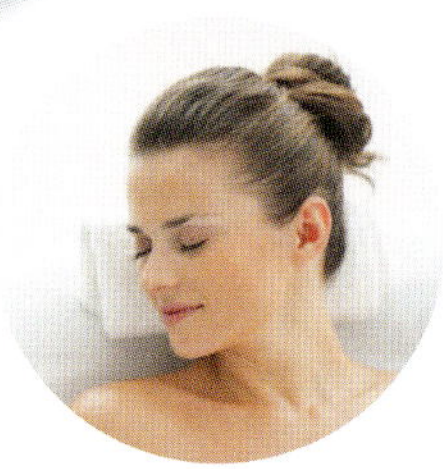

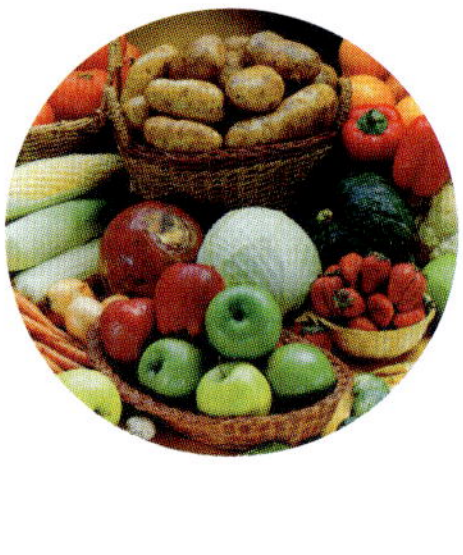

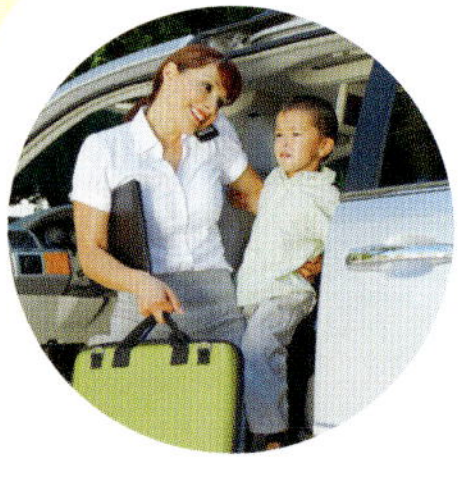

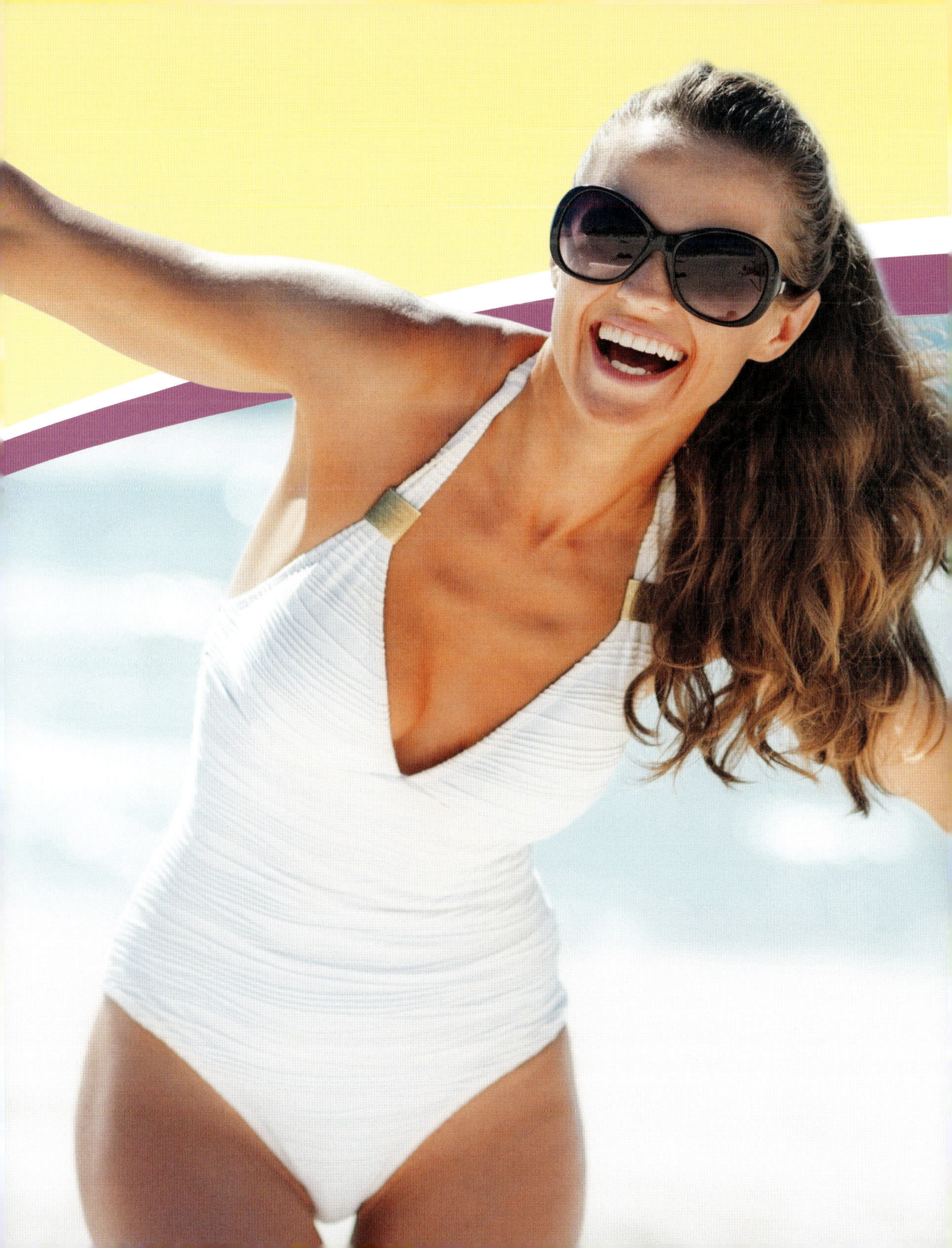

Was heißt schon schlank sein?

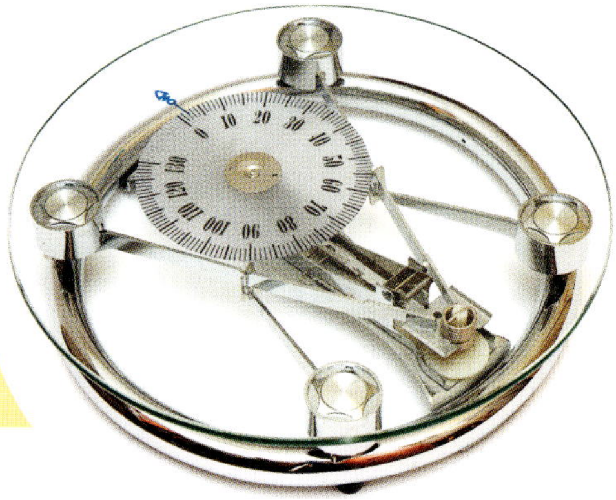

Ein erhöhtes Körpergewicht resultiert aus einer Kombination von Umwelt-, Lebensstil- und genetischen Faktoren. Der Lebensstil und die Lebensumstände beeinflussen maßgeblich, ob ein Mensch übergewichtig ist oder nicht. Und das ist die gute Nachricht! Jeder Mensch kann selber Einfluss darauf nehmen, wie sich sein Körpergewicht entwickelt. Die Wahrnehmung, was schlank oder dick ist, kann allerdings subjektiv sehr unterschiedlich empfunden werden. Um einen objektiven Anhaltspunkt zu haben, wird der Body-Mass-Index (BMI) herangezogen.

BMI

Der BMI ist eine Messzahl zur Bewertung des Gewichts. Er berechnet sich aus dem Gewicht, geteilt durch die Größe im Quadrat. Ab einem BMI von 25 wird von Übergewicht gesprochen. Allerdings steigt das Körpergewicht mit dem Alter leicht an, so dass das Normalgewicht ab einem Alter von 35 Jahren bereits auf BMI 26 bis zu 29 im Alter über 65 Jahren angehoben wurde. Ab einem BMI von 30 muss mit Schäden für die Gesundheit gerechnet werden.

Kategorien für den Body-Mass-Index

Der BMI gibt lediglich einen groben Richtwert an und ist umstritten, da er die Statur eines Menschen und die individuell verschiedene Zusammensetzung des Körpergewichts aus Fett- und Muskelgewebe nicht berücksichtigt.

Kategorie	BMI (kg/m^2)
Untergewicht	< 18,5
Normalgewicht	18,5–24,9
Präadipositas	25,0–30,0
Adipositas Grad I	30,0–35,0
Adipositas Grad II	35,0–39,0
Adipositas Grad III	**≥ 40,0**

Achtung Bauchfett!

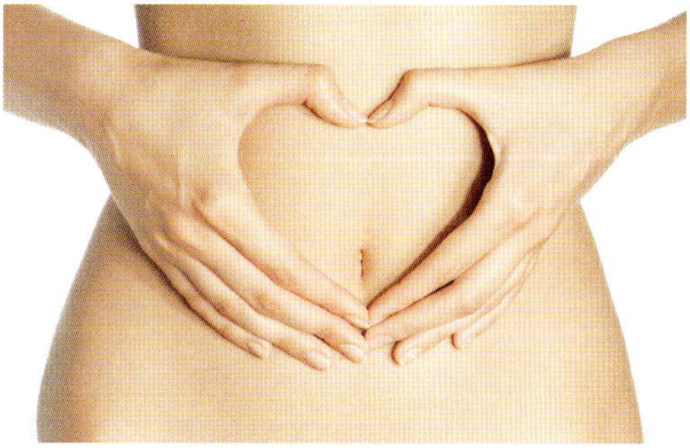

Der Bauchumfang sagt mehr über das Risiko aus, an Übergewicht zu erkranken, als der Body-Mass-Index (BMI). Das Fettgewebe in der Bauchgegend beeinflusst mit seinen Stoffwechselprodukten den gesamten Körper. Die Messung des Bauchumfangs gilt heute als einfache Methode, um das Bauchfett und das Risiko für den Stoffwechsel und die Blutgefäße zu ermitteln. Bei Frauen sollte der Bauchumfang optimal höchstens 80 cm (Obergrenze 88 cm), bei Männern 94 cm (Obergrenze 104 cm) betragen. Gemessen wird in der Mitte zwischen unteren Rippenbogen und Beckenkamm.

Fettzellen sind aktiv an unserem gesamten Stoffwechsel beteiligt und keineswegs nur „störende Ansammlungen". Sie schütten hochaktive Stoffe wie Hormone, Boten- und Entzündungsstoffe aus. Ist zu viel Fettgewebe vorhanden, kann dies die Gesundheit aber belasten, z. B. den Blutdruck erhöhen oder zu einer Insulinresistenz mit der Folge eines Typ-II-Diabetes führen. Bei Frauen nach der Menopause wandeln beispielsweise Fettzellen Testosteron in Östrogene (weibliche Hormone) um. Diese bieten einerseits u. a. einen gewissen Schutz vor Osteoporose, andrerseits ist das Risiko einer Brustkrebserkrankung erhöht. Dabei steigen die Risiken mit jedem Zentimeter Fett am Bauch an.

Birne oder Apfel?

Fett ist nicht gleich Fett. Fettansammlungen an den Oberschenkeln, Hüften und dem Gesäß (Typ Birnenform) werden in medizinischen Fachkreisen weniger kritisch gesehen als Fettansammlungen am Bauch (Typ Apfelform). Messen Sie Ihren Bauchumfang! Jeder Zentimeter Gewichtsabnahme am Bauch ist ein Riesengewinn für Ihre Gesundheit. Es ist nachgewiesen, dass durch eine Gewichtsreduktion – insbesondere der Fettanlagerungen am Bauch – ein bestehender Typ-II-Diabetes verbessert oder sogar überwunden werden kann.

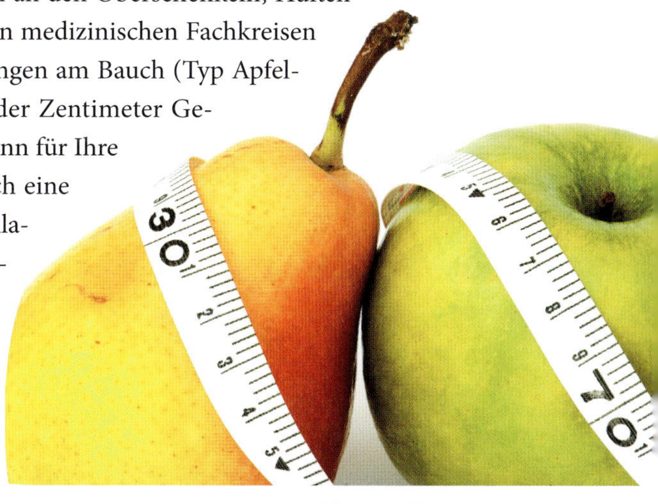

Sind die Gene schuld?

Mancher Mensch hat das Gefühl, schon beim Anschauen der Nahrung dick zu werden. Tatsache ist, dass wir biologisch gesehen in der Steinzeit stehen geblieben sind, während sich unsere Umwelt radikal verändert hat. Die beiden englischen Forscher Eaton und Konnor haben die Ernährungsgewohnheiten unserer Urahnen erforscht und dabei spannende Entdeckungen gemacht. Das tiefe Bedürfnis, gut und viel zu essen, ist für das menschliche Leben genauso existenziell wie der Sexualtrieb. Im Unterschied zu den Steinzeitmenschen erleben wir heute einen Mangel an Vitalstoffen. Stoffwechsel und genetische Ausstattung des Menschen haben sich in den letzten 100 000 Jahren fast nicht verändert. Allerdings ernährte sich der Steinzeitmensch mikronährstoffreich, mit hochwertigen Proteinen (Eiweißen), sekundären Pflanzenstoffen, vielen Ballaststoffen. Körperliche Aktivität war lebensnotwendig, ebenso die Fähigkeit des Körpers, Fettreserven für dürre Zeiten anzulegen. Unsere moderne „Schlaraffenlandkost“ hingegen führt zu einer Unterversorgung an Mikronährstoffen (Vitaminen, Mineralstoffen, Spurenelementen. Nach Professor Hebebrand ist daher „Übergewicht letztlich eine normale Reaktion des Körpers auf eine unnormale Umwelt“.

Die genetische Ausstattung der Menschen, Nahrung zu verwerten und Fettreserven anzulegen, mag unterschiedlich sein. So kann der eine Mensch mehr Kalorien verwerten als der andere, ist der eine Mensch dürr, der andere Mensch mollig. Das ist so verschieden wie Menschen verschieden sein können. Massives Übergewicht ist jedoch kein Schicksal, sondern die Folge einer Überernährung. Das Angebot der Umwelt erfordert einen bewussten Umgang. Das bedeutet, dass jeder Mensch entscheiden muss, was und wann er isst und nicht nach urzeitlicher Manier zugreifen sollte, wenn etwas zu essen geboten wird.

Achtung Abnehmfalle

Viele Menschen nehmen gar nicht wahr, was und wie viel sie essen, da sie unbewusst zugreifen, wenn etwas zu essen geboten wird. Ein wichtiger Schritt zum Wohlfühlgewicht ist daher zunächst eine genaue Planung, welche Nahrungsmittel eingekauft werden sollen und wann was gegessen werden soll. Nehmen Sie sich einen Tag vor, alles aufzuschreiben, was und wie viel Sie essen.

Man ist, was man isst: Ernährung

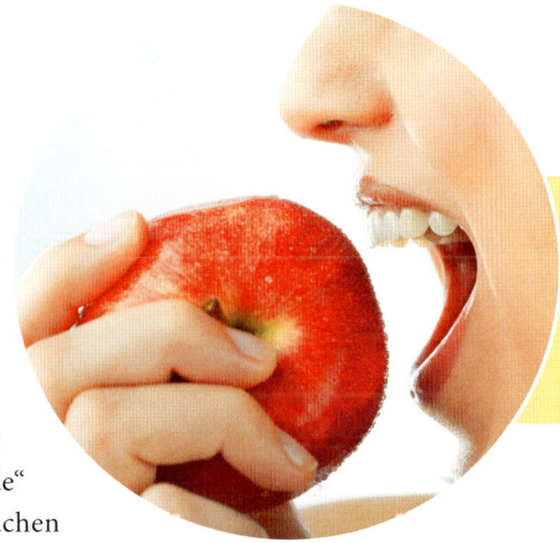

Nach heutigen Erkenntnissen trägt eine vollwertige Ernährung wesentlich zu einer optimalen körperlichen und geistigen Fitness bei und steigert somit das Wohlbefinden. Wenn der Bedarf an Nährstoffen über die Nahrung nicht erfüllt wird, kommt es zu Mangelerscheinungen, zu Krankheiten. Viel zu häufig werden „dick machende“ Lebensmittel verzehrt, die ein Übermaß an einfachen Kohlenhydraten, minderwertigen Fetten und Eiweißen zuführen. Eine individuell abgestimmte vollwertige Ernährung versorgt den Körper mit allen lebensnotwendigen Nährstoffen und hat einen natürlichen Geschmack, der gleichzeitig die Sinne nährt.

Vollwertige Ernährung

Grundregeln: So individuell wie der Mensch ist, so sollte auch seine Ernährung sein. Die folgenden Grundregeln ermöglichen jedem Menschen, eine individuelle und langfristige Anpassung vorzunehmen.

Eine breite Auswahl der verschiedensten Nahrungsmittel: Vor allem die richtige Zusammensetzung der Nahrung ist entscheidend: Eine ausreichende Versorgung mit Vitaminen und Mineralstoffen verbunden mit dem richtigen Verhältnis an Grundnährstoffen (Kohlenhydrate, Eiweiße, Fette) kombiniert in einer vollwertigen Mahlzeit. Der Eiweiß- und Fettbedarf sollte in erster Linie über pflanzliche, nicht über tierische Produkte gedeckt werden.

Komplexe Kohlenhydrate: Kohlenhydrate sollten beim gesunden Menschen mit 50 % an der Nahrung beteiligt sein. Sie liefern dem Körper die nötige Energie und verbleiben auch am längsten im Körper. Gerade bei Kohlenhydraten gibt es große Unterschiede, was den Vitalstoffgehalt angeht. Mindestens 30 % sollte in Form von naturbelassener Rohkost verzehrt werden. Komplexe

Kohlenhydrate wie in Kartoffeln, Vollkornprodukten, Gemüse und Salat enthalten sind empfehlenswert.

Genussmittel wie Süßigkeiten, Alkohol, gezuckerte Getränke und alle mit raffiniertem Zucker versetzten Lebensmittel enthalten zwar Energie, aber kaum Vitamine, Mineralstoffe und Spurenelemente. Sie sollten die Ausnahme von der Regel sein und im täglichen Speiseplan nicht auftauchen. Gleiches gilt für durch Zusätze veränderte Kohlenhydrate, die beispielsweise in mit Weißmehl produzierten Backwaren enthalten sind oder für polierten Reis. Diese einfachen Kohlenhydrate führen zu einer hohen Insulinausschüttung und in der Folge wird mehr Fett in die Fettzellen transportiert und der Fettabbau insgesamt gehemmt.

Mehrfach ungesättigte Fettsäuren: Fette sollten höchstens 35 % unserer Nahrung ausmachen. Man unterscheidet einfach und mehrfach ungesättigte Fettsäuren. Gesättigte Fettsäuren befinden sich hauptsächlich in tierischen Fetten, sind zudem in vielen Nahrungsmitteln (Schokolade, Plätzchen, Wurstwaren, Käse etc.) versteckt. Im Übermaß verzehrt, schädigen sie den Körper. Dagegen sind die mehrfach ungesättigten Fettsäuren, die z. B. in großen Mengen in Fisch enthalten sind, wichtig. Eine fettarme Ernährung kann die Gesundheit schwer belasten.

Hochwertige Öle können mit der täglichen Nahrung zugeführt werden: Die Verwendung unterschiedlicher Öle (z. B. Olivenöl, Sojaöl, Distelöl, Rapsöl) empfiehlt sich, um unterschiedliche ungesättigte Fettsäuren aufzunehmen.

Pflanzliche Eiweiße: Ähnlich wie Fette wird auch Eiweiß dem Körper häufig in zu hohen Mengen und vor allem über tierische Nahrungsmittel zugeführt. Idealerweise sollte Eiweiß mit 15 % an der Nahrungszusammensetzung beteiligt sein. Vorzugsweise sollte der Eiweißbedarf über Hülsenfrüchte, Kartoffeln und Getreide gedeckt werden. Fisch, Geflügel und Milchprodukte in ausgewogenem Maß können die Zufuhr ergänzen.

Achtung

Eiweiß sättigt und hat wenig Einfluss auf den Insulinspiegel. Es verhindert Muskelabbau und fördert dessen Aufbau, sofern ausreichende Bewegung damit verbunden wird. Der Richtwert für die tägliche Aufnahme von Eiweiß beträgt 60–70 g pro Tag. Mit 200 g Quark und zwei Scheiben Käse ist der Bedarf eines 80 kg schweren Menschen beispielsweise gedeckt. Allerdings: Eine übermäßige Zufuhr an Eiweißen vor allen Dingen aus Konzentraten, die gerne als Diätwunder angepriesen werden, belastet den Säure-Basen-Haushalt und damit die Gesundheit sehr.

Vollwertige und biologische Kost nutzen: Möglichst Lebensmittel meiden, die chemisch behandelt und ihres Nährstoffgehalts beraubt wurden. Nach Möglichkeit Nahrungsmittel aus biologischem Anbau, frisch und unbehandelt verwenden, z. B. Vollwertgetreide: Hirse, Gerste, Hafer, Amaranth, Naturreis, frisches Gemüse, dunkle Blattsalate. Diese Lebensmittel versorgen den Körper auch mit Energie, Vitaminen, Mineralstoffen, Ballaststoffen. Keine Konservierungsstoffe, die die Enzymtätigkeit einschränken.
Schonende Zubereitungsmethoden wählen: Beispielsweise das Dampfgaren nutzen, um die reichen Inhaltsstoffe der Nahrung zu erhalten. Zubereitungen in der Mikrowelle meiden. Einheimische, saisonale Lebensmittel bevorzugen. So werden Vitalstoffverluste, die durch Lagerung und Transportzeiten entstehen, vermieden. Frische Kräuter sind zu empfehlen. Sie geben dem Essen wunderbare Geschmacksnoten und versorgen zugleich mit wertvollen Mineralien.
Morgens Schwerverdauliches und zum Abend Leichtverdauliches aufnehmen: Die Verdauung unterliegt einem Tagesrhythmus. Viele Menschen gewöhnen sich aufgrund ihres hektischen Lebensalltags an, am Abend eine große Hauptmahlzeit zu sich zu nehmen. Damit überfordern sie ihr Verdauungssystem, das am Abend zur Ruhe kommen möchte. Obst oder Rohkost tagsüber nutzen! Keine Rohkost am Abend! Die Nahrung gärt dann im Darm und es entstehen Fuselalkohole, die Leber und Darm belasten.
Gründlich kauen: Wird die Nahrung nicht vollständig gekaut, wird sie auch nicht vollständig verdaut! Die Verdauung beginnt im Mund. Ein gründliches Kauen fördert die Speichelbildung und die Aufnahme der Mineralien aus der pflanzlichen Nahrung. Kauen fördert auch die Blutversorgung des Gehirns und trainiert die Muskeln von Mund, Kiefer und Hals.

Frische tut gut!

Grundsätzlich ist die Ernährung die Basis für eine gute Versorgung mit Mineralstoffen und weiteren Mikronährstoffen, aber natürlich auch mit ausreichend Kohlenhydraten, Eiweißen und wichtigen ungesättigten Fettsäuren. Es kommt darauf an, so zu essen, dass diese Versorgung gewährleistet wird und gleichzeitig keine Überversorgung stattfindet. Heute wissen

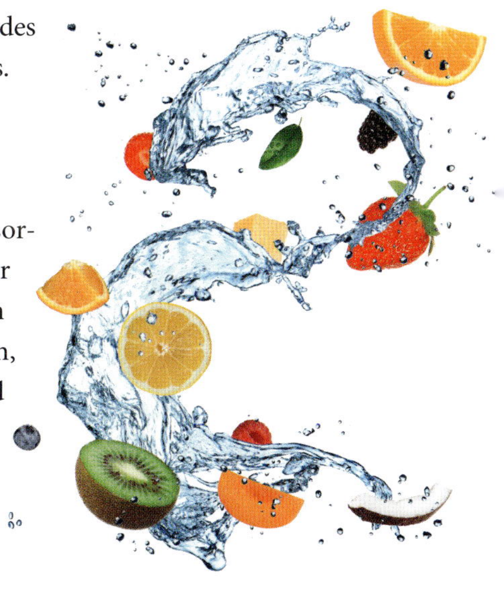

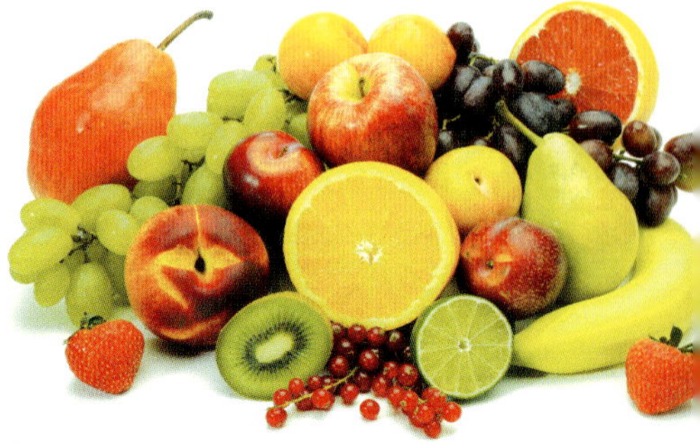

wir, dass drei Mahlzeiten am Tag für die meisten Menschen richtig sind. Wenn Sie dazu viel frisches Gemüse, Salat und Obst verwenden, umso besser. Frisches Gemüse und Obst sind Fitmacher, Vitamin- und Energiespender für Körper, Geist und Seele. Sie helfen, den Magen gut zu füllen und das ist wichtig, damit über das Nervensystem das Gehirn die Meldung erhält: Es ist genug. Empfehlenswert sind 4–6 Stunden Pause nach einer Mahlzeit, nachts 10 Stunden.

Gute Gründe für frische Nahrung:

- Mehr Geschmack, mehr Genuss,
- mehr Mikronährstoffe,
- ausgeglichener Säure-Basen-Haushalt,
- hochwertige Fette für Stoffwechsel und Gehirn,
- keine belastenden Zusatz- und Konservierungsstoffe.

Nahrungsverwertung im Darm

Unser Darm ist ein Multifunktionsorgan, das alle Rekorde im menschlichen Körper bricht: Mit ca. 200 qm Oberfläche ist es flächenmäßig unser größtes Organ. Der Darm wird auch als Bauchhirn bezeichnet und umfasst ca. 100 Millionen Nervenzellen. Er bildet den wichtigsten Teil unseres Immunsystems. Rund um die Uhr ist unser Darm damit beschäftigt, das zu verarbeiten, was ihm über die Nahrung zugeführt bzw. zugemutet wird: 50.000 Liter Flüssigkeit und ca. 30 Tonnen Speisen werden in einem (durchschnittlichen) Menschenleben durch diesen Muskelschlauch bewegt und verarbeitet. Vom ersten Bissen im Mund bis zur Ausscheidung der unverdaulichen Bestandteile wird die Nahrung mit Verdauungssäften durchmischt, durchgeknetet und zerkleinert. Eiweiße, Fette und Kohlenhydrate werden in kleinste Bausteinchen zerlegt. Die Darmwandzellen nehmen die Nährstoffe auf, die über das Blut und die Lymphflüssigkeit an ihre Bestimmungsorte transportiert werden.

Störungen im Darm schränken die Aufnahme der wertvollen Nährstoffe ein. Darüber hinaus belastet eine stark eiweißhaltige Ernährung den Darm und in der Folge die Leber sowie die Balance im Säure-Basen-Haushalt. Beim Eiweißabbau entsteht Ammoniak, das in der Leber zu Harnstoff umgewandelt und über die Niere ausgeschieden wird. Fällt zu viel Ammoniak an, wird die Leber belastet.

Mehr als 100 Billionen Bakterien leben im Darm des Menschen und unterstützen die Nahrungsverwertung. Wenn die Besiedlung mit Bakterien im Darm verändert oder gestört ist, hat dies vielfältige Konsequenzen. Die Bakterien der Darmflora gehören überwiegend zwei Stämmen an: Der Stamm der Bacteroidetes und der Stamm der Firmicutes. Bei einem Überhang an Firmicutes-Bakterien werden beispielsweise gesunde Ballaststoffe, die in allen pflanzlichen Lebensmitteln beinhaltet sind, zu Kalorienbomben. Diese Bakterien sorgen dafür, dass komplexe Kohlenhydrate letztendlich in Fett (Triglyceride) umgebaut werden. Sehr fragwürdig erscheinen vor diesem Hintergrund die industriellen Nahrungsmittel, die mit Ballaststoffen angereichert sind.

Tipp

Stärken Sie die Darmflora mit den Schüßler-Salzen Nr. 2 Calcium phosphoricum D6, Nr. 8 Natrium chloratum D6, Nr. 10 Natrium sulfuricum D6 und dem Erweiterungsmittel Nr. 22 Calcium carbonicum D6.
Lassen Sie sich in der Apotheke beraten, wie und womit Sie Ihren Darm außerdem unterstützen können.

Das Beispiel Magnesium

Die Ernährung sichert die regelmäßige Zufuhr von Mineralstoffen, die für unseren Körper lebensnotwendig sind. Was aber, wenn diese Versorgung unzureichend ist? Zunächst ist das über eine Blutuntersuchung im Labor noch gar nicht festzustellen.

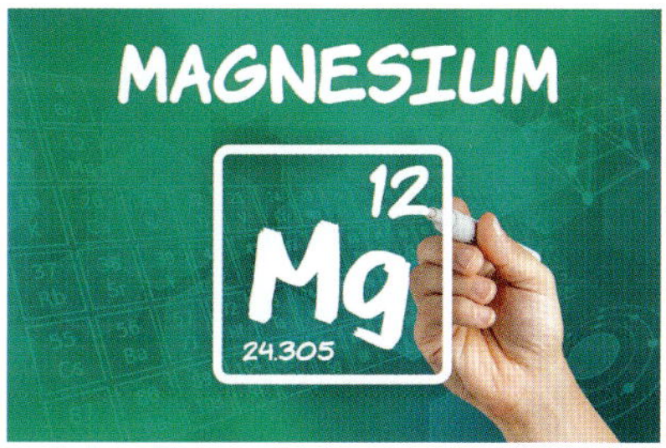

Im Falle eines quantitativen Mangels an Mineralstoffen sind die Schüßler-Salze weder Ersatz für Nahrung noch für Mineralstoffpräparate. Beispielsweise ist Magnesium sehr wichtig für unseren Stoffwechsel, unsere Muskulatur und unser Nervensystem. Der Tagesbedarf liegt bei 300–400 mg und bei nervlichen Belastungen auch bis zu 500 mg täglich und höher. Mit dem Schüßler-Salz Nr. 7 Magnesium phosphoricum kann dieser Bedarf nicht gedeckt werden. Dazu müssten Sie täglich bis zu einer halben Tonne des Schüßler-Salzes Nr. 7 einnehmen.

Für eine ausreichende Magnesiumversorgung wird viel frisches grünes Gemüse benötigt. Sehr magnesiumreich sind beispielsweise auch Sonnenblumenkerne und Amaranth und übrigens auch Schokolade.

Magnesium ist voraussetzend für den Stoffwechsel und den Energiehaushalt der Zelle. Bei einer mengenmäßigen Unterversorgung schütten zunächst die Zellen ihr Magnesium aus. Ein Magnesiummangel in den Zellen ist zunächst nicht im Blutserum nachweisbar, aber für den Menschen spürbar: Er verliert an Energie.

Dies ist auch ein Zeichen für den Bedarf an Nr. 7 Magnesium phosphoricum.

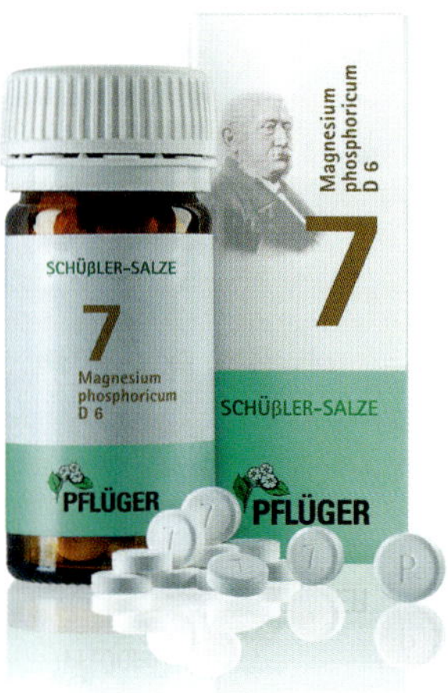

Es ist ein Energiemittel. Es stärkt die Nerven und entspannt. Somit wird auch der gesamte Stoffwechsel entlastet, der durch eine andauernde Anspannung eingeschränkt wird. Eine höhere Belastungsfähigkeit senkt die Stressanfälligkeit, was ein Plus für den Stoffwechsel ist, um Fett abzubauen.

Magnesium phosphoricum gilt auch als das biochemische Schlaf- und Weckmittel. Wer morgens Probleme beim Aufstehen hat oder abends unter Einschlafstörungen leidet, kann Magnesiummangel haben.

Viele Menschen berichten zudem, dass sie mit der regelmäßigen Anwendung von Nr. 7 ihren Appetit auf Schokolade vollständig verloren haben. Sie erreichen einen Doppeleffekt: Sie entspannen und sparen gleichzeitig an ungesunden Fetten und Kohlenhydraten. Damit kommen Sie Ihrem Ziel, aus einer ungesunden Spirale auszusteigen, einen Schritt näher.

Info

Magnesiummangel

Bei einem nachgewiesenen Magnesiummangel sollte über mehrere Monate ein allopathisches Magnesiumpräparat im Sinne eines Nahrungsergänzungsmittels eingenommen werden, um die Speicher wieder zu füllen. Lassen Sie sich dazu in der Apotheke beraten. Das Schüßler-Salz Nr. 7 sollte zusätzlich eingenommen werden. Es unterstützt die Anregung der körperlichen Funktionen und reguliert die Magnesiumaufnahme der Zellen.

Wichtig: Insulinspiegel beachten!

Insulin ist das Hormon, das unsere Zellen mit Energie und Nährstoffen versorgt. Es wird gesteuert von den Kohlenhydraten. Immer wenn Kohlenhydrate gegessen werden, kommt es zu einer Insulinproduktion und Ausschüttung. Die Art der Kohlenhydrate spielt dafür eine entscheidende Rolle. Je schneller und je mehr Kohlenhydrate anfluten, umso mehr Insulin wird ausgeschüttet. Je stärker das Korn bearbeitet ist (z. B. als einfaches Weißmehl), umso schneller wird es im Körper in Form von Kohlenhydraten verfügbar und lässt den Insulinspiegel ansteigen. Ein Weißmehlbrötchen lässt den Insulinspiegel hochschnellen, während ein Vollkornbrötchen zu einem langsamen Insulinanstieg führt. Ein Hochschnellen des Insulinspiegels und ein rapides Abfallen belasten den Stoffwechsel und führen zu Heißhungerattacken.

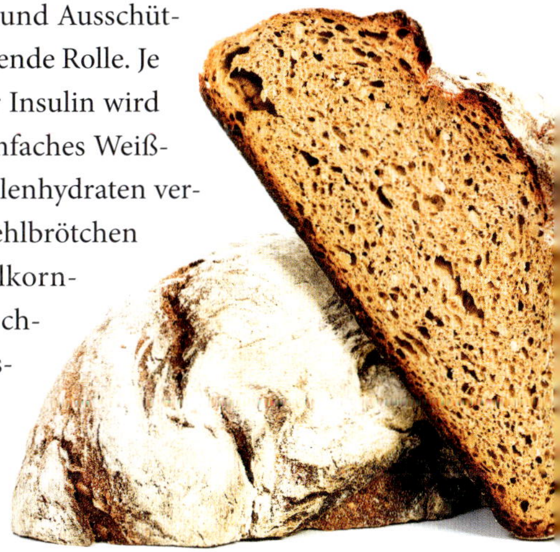

Das Insulin hat allgemein nach etwa 2 Stunden seine Aufgabe erfüllt und wird wieder abgebaut. Wer dann wieder etwas isst, produziert neues Insulin. Aufgabe des Insulins ist es, Glucose in die Zellen zu schleusen. Ein dauerhaft hoher Insulinspiegel führt zur Dauereinlagerung von Fett und macht daher dick. Außerdem besteht die Gefahr einer Insulinresistenz mit der Folge eines Diabetes mellitus.

Wer hingegen nach einer Mahlzeit 4–6 Stunden Pause macht, hat die Möglichkeit, in den Fettverbrennungsbereich zu kommen und den niedrigen Insulinspiegel auszunutzen.

Tipp

Lassen Sie Zwischenmahlzeiten weg und essen Sie sich 3× am Tag richtig satt. Die Empfehlung, oft kleine Mahlzeiten zu essen, wird heute als großer Fehler der Ernährungsberatung betrachtet. Nur wenige Menschen sind in der Lage, viele kleine Mahlzeiten problemlos zu verstoffwechseln.

Heißhungerattacken vorbeugen und überwinden

Die Erfahrungen in der Biochemie nach Dr. Schüßler zeigen, dass hinter diesen Bedürfnissen immer ein Bedarf an einem Schüßler-Salz verborgen ist. Wird dieser Bedarf gedeckt, verschwinden die ungesunden Bedürfnisse. In der akuten Situation einer Heißhungerattacke wird alle 5 Minuten 1 Tablette des ausgewählten Schüßler-Salzes gelutscht.

Bedürfnis bzw. Appetit auf	Schüßler-Salz
Fette Speisen/Sahne	Nr. 9 Natrium phosphoricum D6
Fleisch	Nr. 2 Calcium phosphoricum D6
Geräuchertes, Speck	Nr. 2 Calcium phosphoricum D6
Heißhunger (allgemein)	Nr. 9 Natrium phosphoricum D6
Kakao/Schokolade	Nr. 7 Magnesium phosphoricum D6
Mehlspeisen	Nr. 9 Natrium phosphoricum D6
Milch(-produkte)	Nr. 2 Calcium phosphoricum D6
Nüsse	Nr. 5 Kalium phosphoricum D6
Pikantes	Nr. 2 Calcium phosphoricum D6
Salz	Nr. 8 Natrium chloratum D6
Süßes	Nr. 9 Natrium phosphoricum D6

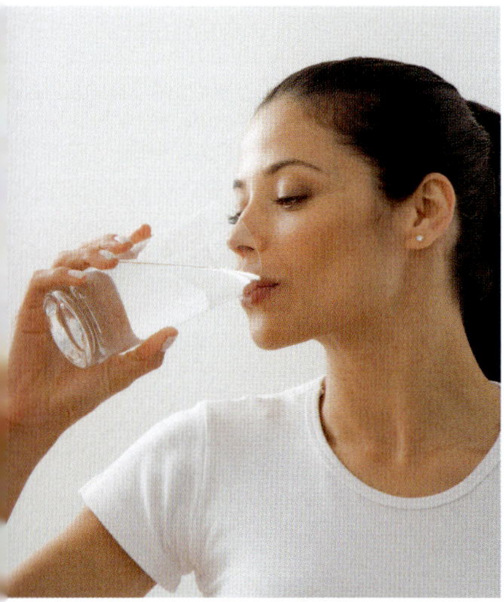

Erfrischende Getränke: Ganz besonders wichtig ist es, auf eine ausreichende Flüssigkeitszufuhr zu achten. Ein erwachsener Mensch sollte ca. 2 Liter Flüssigkeit am Tag zu sich nehmen. Die genaue Menge ist individuell unterschiedlich. Der Bedarf verändert sich z. B. im Sommer, wenn mehr Flüssigkeit über die Haut ausgeschieden wird.

Limonade statt Wasser? Ein Beispiel für unsere verführerische Umwelt sind die vielen Süßgetränke, die vor allem auch Kinder dem Wasser vorziehen. Die Ernährungskommission der Deutschen Gesellschaft für Kinder- und Jugendmedizin bewertet den Verzehr zuckerhaltiger Getränke als eigenständigen Risikofaktor für die Entstehung von Übergewicht. Eine Portion Limonade (330 ml) enthält etwa 150 Kilokalorien bzw. 40–50 g Haushaltszucker (10 Kaffeelöffel). Wird eine solche Energiemenge zusätzlich täglich zu einer üblichen Ernährung aufgenommen, ohne dass andere Energieträger reduziert werden, kann diese allein zu einer Gewichtszunahme von 6,75 Kilogramm in einem Jahr führen. Ein wichtiger erster Schritt ist daher, die Aufnahme der notwendigen

Flüssigkeit auf Wasser umzustellen. Dazu kann beispielsweise das gewohnte Getränk mit Wasser zunehmend verdünnt werden, um den Geschmack langsam wieder umzustellen.

Info

Fruchtsäfte

Sehr problematisch sind Fruchtsäfte, die oft als vermeintlich gesund angesehen werden. Sie sind für den Stoffwechsel eine große Herausforderung, im Unterschied zu den Ausgangsprodukten, dem Obst, das – in Maßen genossen – gesund ist. 1 Liter Apfelsaft enthält über 100 g Zucker. Das entspricht 35–40 Stücken Würfelzucker. Außerdem wird die Fructose (Fruchtzucker) zum größten Teil in Fett umgewandelt und sollte daher auch nicht als scheinbar „gesunder Ersatzzucker" angesehen werden.

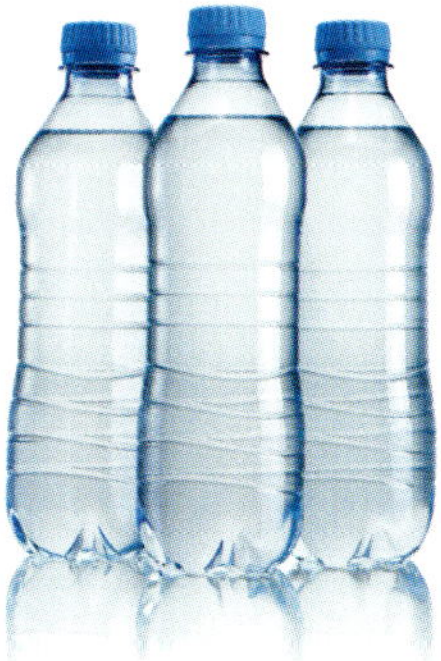

Körperliche Bedürfnisse werden in der Biochemie nach Dr. Schüßler als Verweis auf den Bedarf an Schüßler-Salzen gesehen. Der Appetit auf Süßes ist ein Zeichen für den Bedarf an Nr. 9 Natrium phosphoricum.

Meine Notizen:

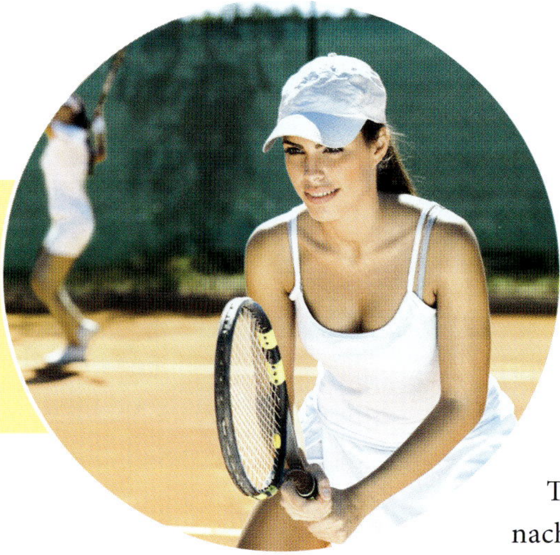

Leben braucht Schwung

Bewegung und Sport sind wichtig für einen gesunden Stoffwechsel. Ein Bewegungsapparat, der nicht bewegt wird, kann Schaden nehmen. Bewegung unterstützt den Aufbau der Knochen sowie den Erhalt der Gelenke und Bandscheiben. Sie ist grundlegend für ein gesundes Herz-Kreislauf-System. Eine protektive Wirkung in Bezug auf Typ-II-Diabetes, Schlaganfälle und Herzinfarkte ist nachgewiesen. Die durchschnittliche Gehstrecke eines Menschen liegt heute nur noch bei 800 Metern pro Tag. 1910 waren es 20 km, 1950 noch 10 km. Wenig frische Luft und wenig Bewegung bedeuten für den Körper geringere Sauerstoffzufuhr, der Stoffwechsel verlangsamt sich. Müdigkeit und Trägheit sind die Folgen.

Regelmäßige Bewegung

Frische Luft und Bewegung bringen den Kreislauf wieder in Schwung und regen den Stoffwechsel an. Bewegung bei Tageslicht ist ideal! Wenn Sie Ihre tägliche körperliche Aktivität zunächst um das 1,5-fache steigern, ist das schon ein wichtiger Schritt – im wahrsten Sinne des Wortes.

Tipp

Nutzen Sie als Initialzündung Nr. 3 Ferrum phosphoricum mit täglich 7 Tabletten.

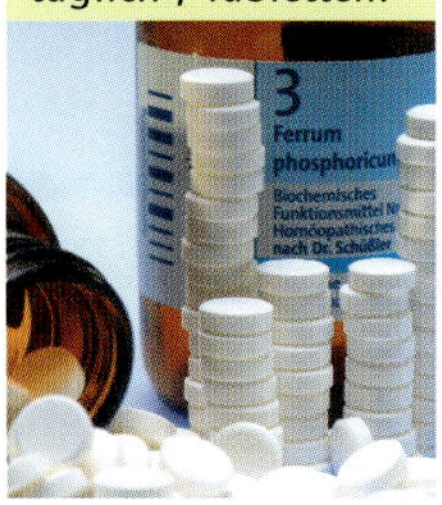

Info

Untersuchungen zeigen, dass die Gehstrecke um 70 % gesteigert wird, wenn ein Schrittzähler oder – noch besser – Aktivitätssensor getragen wird. Schrittzähler messen nur Schritte, während Aktivitätssensoren jede Art der Bewegung registrieren, auch ohne Schritte, z. B. auch bei der Schreibtischarbeit.

Unterstützen Sie Ihre Gelenke mit dem Schüßler-Salz Nr. 8 Natrium chloratum und dem Erweiterungsmittel Nr. 17 Manganum sulfuricum.

Schüßler-Salze für Fitness und Beweglichkeit

Ein ausgeglichener Mineralstoffhaushalt ist mitbestimmend für die körperliche Leistung. Hier wird die Wirkung der Schüßler-Salze deutlich.

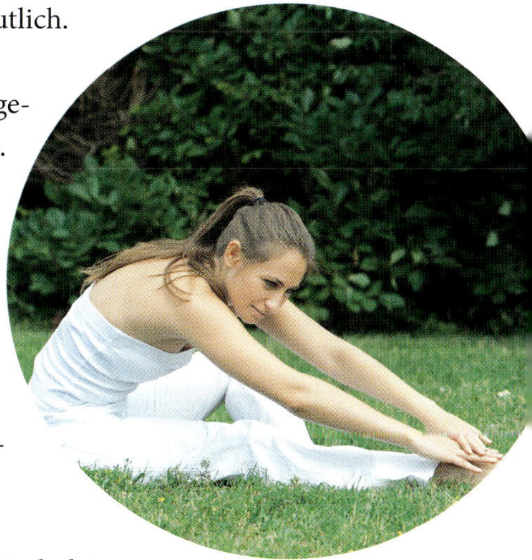

Optimierung der Energie: Sportliche Bewegung erhöht allgemein den Grundumsatz aller Stoffe, auch der Mineralstoffe. Muskelarbeit verbraucht Energie. Die Energiegewinnung erfolgt durch Verbrennung (Oxidation). Ein Kohlenstoffatom (C) bindet zwei Sauerstoffatome (O2) zu CO2 an sich. Kohlenstoff wird über die Nahrung zugeführt, Sauerstoff über die Atmung. Ist die Sauerstoffreserve der Muskulatur aufgebraucht, wird die Energiegewinnung auf anaerobe Verbrennung umgeschaltet. Die dadurch frei werdenden Säuren im Gewebe mindern die Leistung der Muskulatur.

Sauerstoff wird im Blut an Hämoglobin gebunden. In der Muskulatur dient das Myoglobin als Sauerstoffspeicher. Aus der Sicht der Biochemie nach Dr. Schüßler ist für die Bindung und den Transport von Sauerstoff im Körper Ferrum phosphoricum essenziell. Ein Defizit führt daher zunächst zum Leistungsabfall und in der weiteren Folge zu Störungen, z. B. kurzfristig zu Muskelkater oder langfristig zu Herz-Kreislauf-Störungen. Vorbeugend eingenommen, kann das Schüßler-Salz Nr. 3 Ferrum phosphoricum D12 helfen, den reibungslosen Ablauf der Stoffwechselvorgänge zu unterstützen. So werden Schäden verhindert und unangenehme Folgen der sportlichen Aktivität gemieden. Als Prophylaxe werden 5–7 Tabletten täglich empfohlen.

Stabiler Stoffwechsel: Bei Bewegung werden nicht nur mehr Stoffe für die Versorgung der körperlichen Prozesse benötigt, es fallen auch mehr Ausscheidungsstoffe an, wie Wasser, Milchsäure, Gase und Schadstoffe. Hier helfen die Funktionsmittel Nr. 6 Kalium sulfuricum D6 und Nr. 10 Natrium sulfuricum D6. Sie unterstützen die Ausscheidung der Stoffwechselprodukte.

Die vermehrte Schweißsekretion bei der sportlichen Anstrengung führt zu einem Verlust an Mineralstoffen, insbesondere Magnesium und Zink. Die Zufuhr der stofflichen Menge der benötigten Mineralstoffe sollte über eine vollwertige Ernährung gewährleistet werden. Um Defizite, die aus dem erhöhten Zellstoffwechsel entstehen, zu vermeiden, können die biochemischen Funktionsmittel Nr. 7 Magnesium phosphoricum und Nr. 21 Zincum chloratum eingenommen werden. Im Bedarfsfall werden jeweils 10 Tabletten in 0,2 Liter Wasser aufgelöst und langsam schluckweise getrunken. Dabei wird der Schluck einen Moment im Mund gehalten.

Mineralstoff nach Dr. Schüßler	Funktion	Tabl./Tag
Nr. 1 Calcium fluoratum	Elastizität der Bänder	5–7
Nr. 1 Calcium fluoratum	Elastizität	5
Nr. 2 Calcium phosphoricum	Willkürliche Muskulatur	5–7
Nr. 3 Ferrum phosphoricum	Stoffwechsel, verhütet Muskelkater	5–7
Nr. 5 Kalium phosphoricum	Kraft der Muskulatur, Energie	7
Nr. 7 Magnesium phosphoricum	Unwillkürliche Muskulatur	7
Nr. 8 Natrium chloratum	Flüssigkeitshaushalt, Gelenke	7–10
Nr. 9 Natrium phosphoricum	Säureabbau	5–7

Einnahmedauer als Kur: 6 Wochen.

Die Schüßler-Salze sollten auch äußerlich angewendet werden. Zu empfehlen ist eine Crememischung (Nr. 2, Nr. 3, Nr. 5, Nr. 7, Nr. 8), die vor und nach dem Sport aufgetragen wird. Sie können sich eine Mischung in der Apotheke zubereiten lassen.

Info

Schüßler-Fitness-Drink vor dem Sport

Zubereitung: Je 7 Tabletten der Schüßler-Salze

- Nr. 3 Ferrum phosphoricum
- Nr. 5 Kalium phosphoricum
- Nr. 8 Natrium chloratum

mischen und in kleinen Schlucken vor dem Sport trinken. Zusätzlich den Körper mit Lotion Nr. 1 Calcium fluoratum einreiben!

Schüßler-Entspannungs-Drink nach dem Sport

Zubereitung: Je 7 Tabletten der Schüßler-Salze

- Nr. 2 Calcium phosphoricum
- Nr. 7 Magnesium phosphoricum

Mischen und in kleinen Schlucken nach dem Sport trinken.
Zusätzlich den Körper mit Lotion Nr. 7 Magnesium phosphoricum und Nr. 11 Silicea einreiben!

Wohltuende Entspannung

Stress macht dick: Der moderne Mensch steht in vielerlei Hinsicht unter Druck, er leistet unter ständiger Belastung. Hektik und Zeitmangel, was letztlich zu negativem Stress führt. Der Mensch läuft auf „Hochtouren“. Dabei werden neben Kohlenhydraten übermäßig viel Mineralstoffe gebraucht, sowie Sauerstoff, Eiweiße und Enzyme.

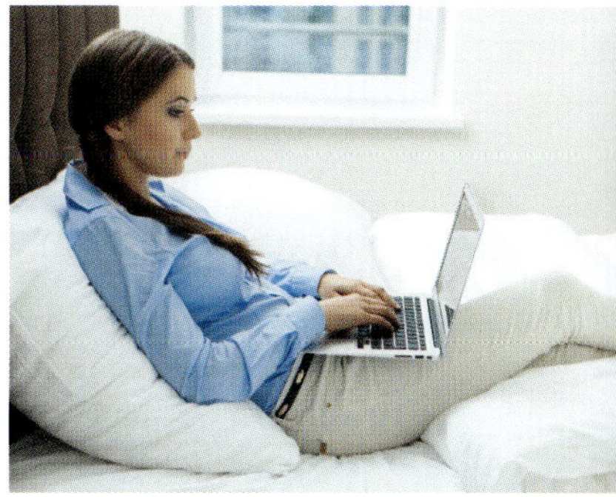

Das Gehirn als oberste Entscheidungszentrale des Körpers stellt zunächst immer die eigene Energieversorgung sicher. Erst danach teilt es Muskeln, Organen oder dem Fettgewebe etwas zu. Es steuert also den Stoffwechsel zu seinen Gunsten, weshalb Wissenschaftler auch vom selfish brain sprechen, vom selbstsüchtigen Gehirn. Kein anderer Bereich des menschlichen Organismus ist so „gefräßig" wie das Gehirn. Obwohl es bei Erwachsenen nur etwa 2 % des Körpergewichts ausmacht, verbraucht es fast 40 % der aus Kohlenhydraten stammenden Energie.

Info

Ungesunden Bedürfnisspiralen entgegenwirken

Oft entwickeln sich unter Stress ungesunde Bedürfnisspiralen. Einmal unterbewusst gespeichert, dass die Schokolade Entlastungsgefühl in Stresssituationen bringt, greifen Menschen immer wieder gierig zur Schokolade. Einen Ausweg aus dieser Spirale findet der Mensch, der nun bewusst den Bedürfnissen seines Körpers nachgeht und diesen gerecht wird. Die Einnahme von Nr. 7 Magnesium phosphoricum, schrittweise Umstellung der Ernährung und Suche nach neuen Möglichkeiten der Stressbewältigung könnten in diesem Fall hilfreich sein. Auf diese Art können gesundheitsfördernde Ernährungsgewohnheiten im Alltag Platz finden.

Erhöhte Nahrungsaufnahme: Das Gehirn manipuliert den Energiestoffwechsel. Wenn es ihm z. B. beim Lernen und Nachdenken nicht gelingt, ausreichend Energie für sich aus dem Körper anzufordern, gleicht es die Unterversorgung einfach aus. Es steigert die Nahrungsaufnahme. Plötzlich entsteht bei dem betroffenen Menschen Heißhunger auf Süßes. Die Versuchung, in dieser Situation eine Kalorienbombe wie Sahnekuchen, Schokolade, etc. zu essen, ist groß. Wird jedoch mehr gegessen, als verbraucht wird, entsteht im Körper ein Energieüberschuss. Auf diese Weise kann langfristig Übergewicht entstehen. Denn der Organismus wird durch diese Strategie des Gehirns gezwungen, mehr energiereiche Nahrung aufzunehmen, als gut für ihn ist.

Achtung Abnehmfalle

Es ist sehr wichtig, den eigenen Ausgangspunkt zu klären, wenn man abnehmen will. Formulieren Sie Ziele so, dass sie auch erreichbar scheinen. Sonst wird Abnehmen zum Stress und ist von vornherein zum Scheitern verurteilt! Es ist beispielsweise unrealistisch, 10 kg in einer Woche abzunehmen.

Hoher Cortisolspiegel: Wenn ein Mensch seelischen Stress erleidet, produziert der Körper mehr von dem Stresshormon Cortisol – und das führt meistens zur Gewichtszunahme. Cortisol bewirkt die Aufnahme von Fett in die Fettzellen. Der hohe Cortisolspiegel nimmt auch Einfluss auf die Schilddrüsenfunktion und damit wiederum auf den Stoffwechsel, die Verwertung der Nahrung etc. Die Produktion der Geschlechtshormone wird beeinträchtigt. So sinkt beispielsweise der Testosteronspiegel ab. Testosteron ist ein wichtiges Hormon, vorrangig für Männer, aber auch für Frauen. Es wird in der Folge weniger Muskelmasse aufgebaut, aber umso mehr Fett in der Bauchgegend angelagert.

Massage einzelner Reflexzonen

Viele Therapieformen, beispielsweise die Akupunktur, arbeiten damit, dass Impulse über die Nervenleitungen der Haut übertragen werden. Reflexzonen sind mittlerweile gut bekannt und ihre Anregung bewährt. Auch die Anwendung der biochemischen Cremes kann hierfür genutzt werden. Die Impulse der Schüßler-Salze werden in Sekundenbruchteilen über die Nervenbahnen übertragen. Insbesondere bei psychischen und psychosomatischen Beschwerden kann hier eine weitere Kraftquelle aktiviert werden. Die entsprechenden Punkte werden mindestens 1× täglich sanft mit der passenden biochemischen Creme eingerieben. Nach Bedarf kann dies stündlich wiederholt werden. Hier ein Beispiel für die Massage bei Erschöpfung.

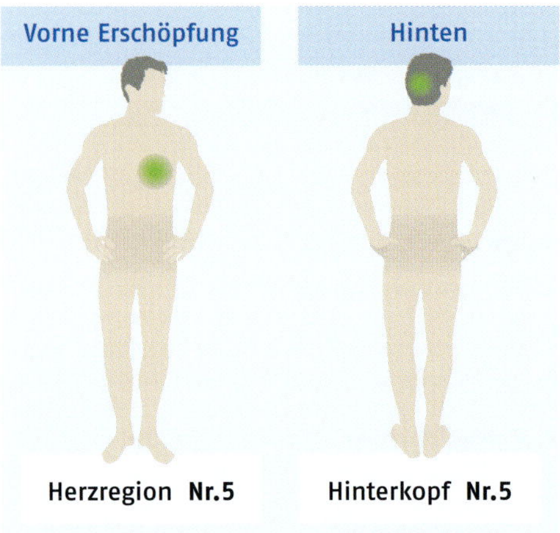

Belebende Massage für mehr Frische und Kraft

Den Stoffwechsel auf Trab bringen

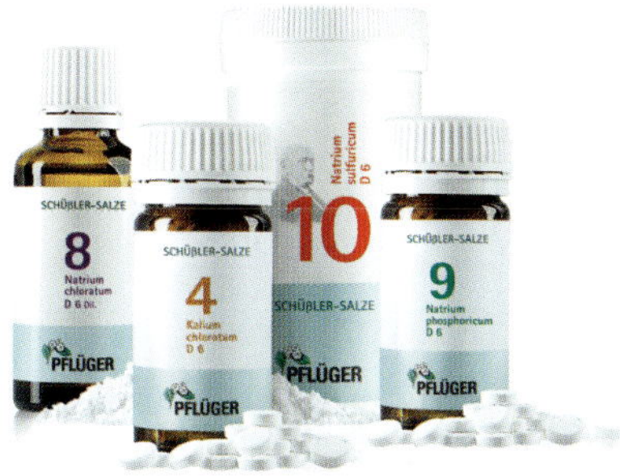

Damit der Anfang in der Umstellung des Stoffwechsels leichter fällt, können Sie als Einstieg eine Initialzündung mit Nr. 3 Ferrum phosphoricum erreichen. Ferrum phosphoricum findet sich in den Muskelzellen und als Bestandteil des roten Blutfarbstoffs. Es unterstützt den Transport von Sauerstoff im Körper. Es ist somit das biochemische Hauptmittel zur Anregung des Stoffwechsels. Beginnen Sie mit 7–10 Tabletten am Tag und starten Sie die Stoffwechselkur nach einer Woche. Wenn Sie den unterstützenden Effekt der Nr. 3 beibehalten wollen, ist es kein Problem, die Einnahme des Mittels zusätzlich zur Stoffwechselkur beizubehalten.

Sie sehen hier einen Überblick, wie Sie die zwölf Basissalze auf Ihrem Weg zum eigenen Wohlfühlgewicht sinnvoll einsetzen können.

Im Mittelpunkt stehen die Schüßler-Salze Nr. 4 Kalium chloratum, Nr. 8 Natrium chloratum, Nr. 9 Natrium phosphoricum und Nr. 10 Natrium sulfuricum.

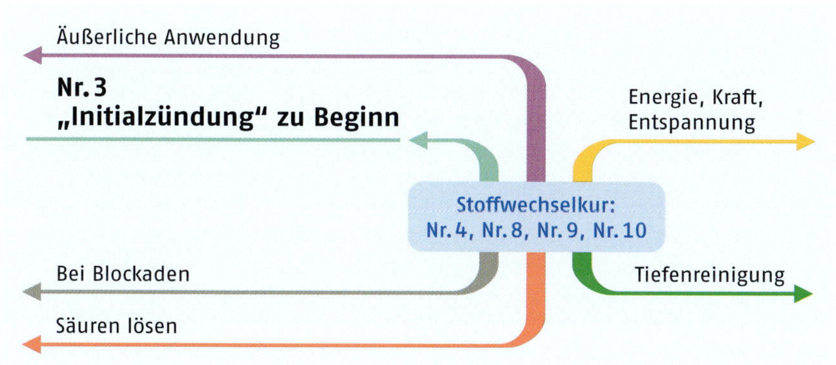

Initialzündung: Nr. 3 Ferrum phosphoricum D12

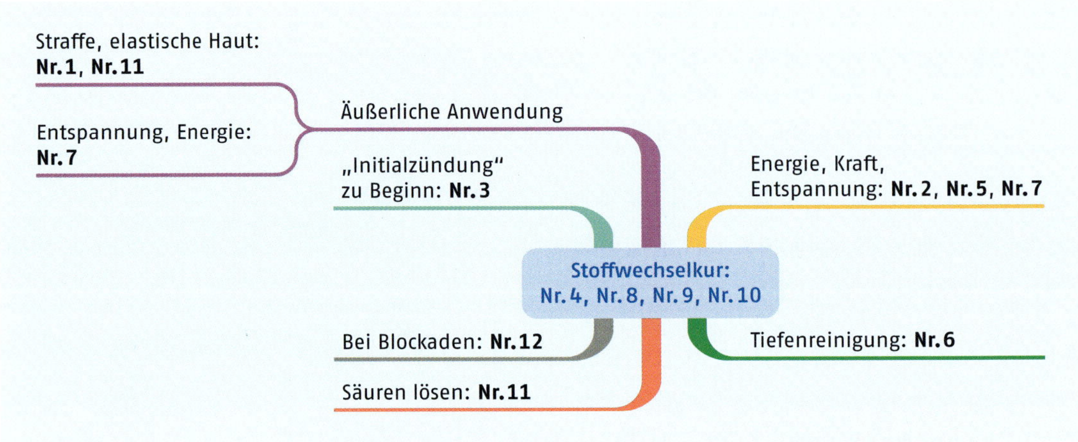

Die Stoffwechselkur

Nr. 4 Kalium chloratum D6: Kalium chloratum unterstützt die Ausleitung chemischer Gifte. Chemische Gifte sind in Textilien, Kosmetika, Haarfärbemitteln. Solche Belastungen können den Stoffwechsel blockieren und die Gewichtsabnahme erschweren. Eine gute Unterstützung der Leber ist dann wichtig. Die Leber ist die größte Drüse des Menschen. Kalium chloratum wird auch als biochemisches Funktionsmittel der Drüsen gesehen. Es ist allgemein ein wichtiges Funktionsmittel zur Entgiftung des Körpers. Es unterstützt außerdem den Eiweißstoffwechsel.

Info

Zum Thema „Eiweiß-Diät"

Viele kennen „Eiweiß-Diäten". Hierbei wird darauf gesetzt, dass durch eine hohe Zufuhr an Eiweißen die Insulinausschüttung soweit gemindert wird, dass eine Fettverbrennung möglich ist. Allerdings wird dabei oft nicht berücksichtigt, dass der Stoffwechsel, der Magen, der Darm und der Säure-Basen-Haushalt durch eine überhöhte Zufuhr an Eiweißen belastet werden. Ja, wir brauchen Eiweiße. Mit Nahrungsproteinen wird auch die Muskulatur versorgt. Für einen gesunden Stoffwechsel muss jedoch auf die Qualität und letztendlich auch auf die Menge der Eiweiße im Verhältnis zum Gemüse etc. geachtet werden (siehe Seite 57). Empfehlenswert sind beispielsweise pflanzliche Eiweiße, mageres Fleisch, Fisch.

Nr. 8 Natrium chloratum D6: Natrium chloratum reguliert den Wasserhaushalt und hat damit eine wichtige Funktion für die Entgiftung. Wir brauchen

Wasser als Transportmittel, um Stoffe ausscheiden zu können. Es ist das „Betriebsmittel“ der Niere und unterstützt daher die Balance im Säure-Basen-Haushalt. Viel oder im Gegenteil wenig Durst sind Zeichen eines Bedarfs an Mineralstoffen. Auch wenn jemand sehr viel schwitzt oder im Gegenteil nicht schwitzen kann, hilft Nr. 8. Ein wichtiges Zeichen für einen Bedarf daran ist Appetit auf Salziges!

Nr. 9 Natrium phosphoricum D6: Natrium phosphoricum ist eine basische Mineralstoffverbindung, die hilft, Säuren abzubauen. Sie entlastet den Körper im Falle einer Übersäuerung. Eine anhaltende Übersäuerung des Körpers kann die Fettverbrennung einschränken und damit das Abnehmen blockieren. Bei der Fettverbrennung entstehen Säuren, die neutralisiert werden müssen. Neben Natrium phosphoricum ist eine basenlastige Ernährung mit Gemüse förderlich oder auch zusätzlich so genannte basische Bäder, für die es Badezusätze mit detaillierten Anweisungen gibt. Ein Bedarf an Natrium phosphoricum zeigt sich auch an fettigen Haaren oder Pickeln.

Appetit auf Süßes oder Fettes? Ebenfalls ein Hinweis auf den Bedarf an Nr. 9. Natrium phosphoricum ist das wichtige Schüßler-Salz, das hilft aus der „Spirale“ auszusteigen. In akuten Situationen wird alle 5 Minuten 1 Tablette gelutscht.

Nr. 10 Natrium sulfuricum D6: Abnehmen bedeutet immer Entgiften. Im Fettgewebe werden auch Schadstoffe deponiert, die bei der Fettverbrennung frei werden und ausgeschieden werden sollen. Das bedeutet eine steigende Belastung für Leber und Darm. Kennen Sie geschwollene Augenlider oder gar „stinkende Winde“? Ein deutliches Zeichen für den Bedarf an Natrium sulfuricum.

Natrium sulfuricum unterstützt den Darm. Sowohl bei Verstopfung als auch bei Durchfall ist es ein bewährtes Mittel. Es wird begleitend bei Typ-II-Diabetes angewendet.

Info

Trinken

Dic Aufnahme von 1,5 2 Liter Wasser am Tag ist notwendig, damit Regeneration, Entgiftung und Stoffwechselfunktionen gewährleistet sind. Wenn die Schüßler-Salze die körperlichen Funktionen anregen, aber der Körper unzureichend Flüssigkeit erhält, kann es zu Reaktionen kommen. Diese sind beispielsweise Verstopfung, leichter Schwindel, trockene Haut.

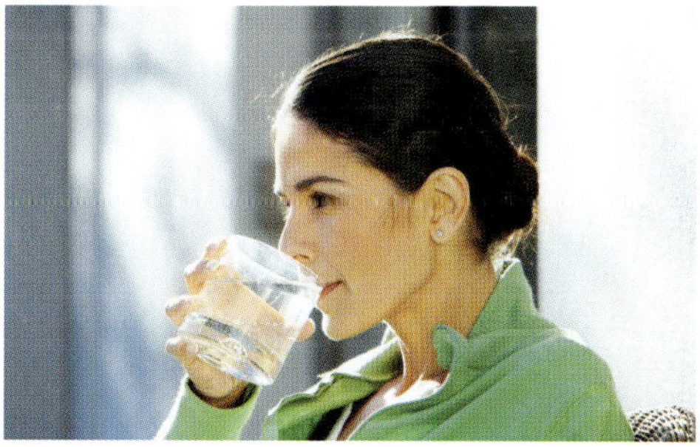

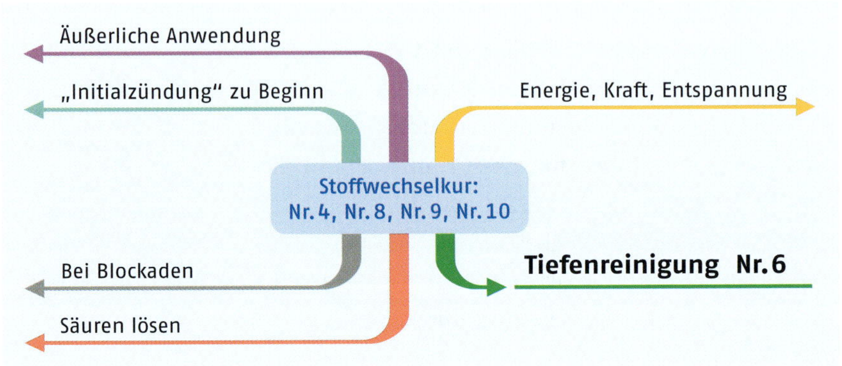

Tiefenreinigung – Nr. 6 Kalium sulfuricum D6

Die Stoffwechselkur kann intensiviert werden. Nr. 6 Kalium sulfuricum regt die Produktion der Verdauungssäfte in der Leber und der Bauchspeicheldrüse an. Es wird unterstützend bei Diabetes mit dem Ziel einer optimalen Insulinverwertung gegeben. Es unterstützt den Stoffwechsel der Zelle und die Übertragung des Sauerstoffs.

Die Ausscheidung der anfallenden Stoffwechselprodukte erfordert Unterstützung, sonst besteht eine hohe Wahrscheinlichkeit, dass Reaktionen (Schwellungen, Gliederschmerzen, Hautjucken) auftreten. Daher sollte Kalium sulfuricum mit höchstens 5 Tabletten am Tag zusätzlich zur Stoffwechselkur (Nr. 4, Nr. 8, Nr. 9, Nr. 10) 1–2 Wochen lang eingenommen werden.

Wichtige Erweiterungsmittel für den Stoffwechsel

Die Erweiterungsmittel sind tiefgreifend und vielseitig. Sie können angewendet werden, um die Wirkung der Basissalze, der zwölf Schüßler-Salze, zu optimieren. Es kann auch eine gezielte Einzelanwendung sinnvoll sein. Insbesondere, wenn mit der Einnahme der zwölf Mineralstoffe nach Dr. Schüßler keine Veränderung eintritt, sollte zusätzlich ein Erweiterungsmittel zur Anwendung kommen. Die Anwendung in der sechsten Dezimalpotenz D6 hat sich bewährt.

Die folgenden Empfehlungen werden als zusätzliche Anwendung zur Stoffwechselkur verstanden.

Stoffwechsel anregend

Nr. 15 Kalium jodatum: Kalium jodatum ist das Schilddrüsenmittel bei Störungen der Schilddrüse! Es unterstützt die Gewichtsabnahme, da es die Schilddrüse anregt und damit den Grundumsatz an Stoffen im Körper erhöht. Bei allen Schilddrüsenfunktionsstörungen hat dieses Funktionsmittel einen ausgleichenden Effekt. Es reguliert auch den Blutdruck, regt Stoffwechsel sowie Herz- und Gehirntätigkeit an.

Zeichen für einen Bedarf an Kalium jodatum sind chronisches, krampfhaftes Räuspern, Druck am Hals, Schilddrüsenstörung, Kropf, hoher Blutdruck, Herzrasen.

Achtung

Reaktionen sind möglich, daher einschleichend dosieren, mit einer Tablette am Tag beginnen. Nach 3 Tagen auf 2 Tabletten, nach 6 Tagen auf 3–7 Tabletten am Tag steigern.

Nr. 17 Manganum sulfuricum: Manganum sulfuricum unterstützt bei Energiemangel. Es regt den Stoffwechsel an.

Wichtig ist die unterstützende Einnahme bei Knorpelschäden, und rheumatoider Arthritis. Von der Einnahme dieses Mineralstoffs können auch insbesondere Menschen, die an Diabetes oder Osteoporose erkrankt sind, profitieren.

Nr. 23 Natrium bicarbonicum: Natrium bicarbonicum aktiviert den Stoffwechsel der Leber. Bei Säureüberlastung unterstützt es die Ausscheidung harnpflichtiger Substanzen und wird daher bei allgemeiner Übersäuerung, Beschwerden wie Sodbrennen, Gicht, Rheuma empfohlen. Die Bauchspeicheldrüse wird mit diesem Funktionsmittel unterstützt.

Stoffwechsel – Balance

Nr. 21 Zinkum chloratum: Zinkum chloratum hat bedeutenden Einfluss auf zahlreiche Stoffwechselvorgänge im Körper und auf das Wachstum. Es regt enzymatische Prozesse an.

Ein deutlicher Hinweis auf einen Bedarf sind weiße Flecken auf den Fingernägeln.

Nr. 22 Calcium carbonicum: Calcium carbonicum hat einen Einfluss auf das vegetative Nervensystem und steuert die Nahrungsaufnahme. Es wirkt langsam, aber nachhaltig positiv, bei Erschöpfungszuständen.

Stoffwechsel – Tiefenreinigung

Achtung
Diese Erweiterungsmittel zeigen oft Ausscheidungsreaktionen! Die Dosierung sollte zunächst auf 3 Tabletten am Tag begrenzt werden. Eine höhere Dosierung oder längere Anwendung als 4 Wochen sollte auf der Basis einer Fachberatung erfolgen.

Nr. 16 Lithium chloratum, Lithiumchlorid, Chlorlithium: Lithium chloratum hat eine besondere Wirkung bei gichtisch-rheumatischen Erkrankungen. Es löst Harnsäure, entlastet die Zelle von schädigenden Stoffen und empfiehlt sich daher sehr bei geschwollenen und versteiften Gelenken. Auch bei Entzündung der ableitenden Harnwege, Problemen der Niere und der Nebenniere sollte an dieses Mittel gedacht werden.
Nr. 18 Calcium sulfuratum: Dieses Erweiterungsmittel hat eine starke, ausleitende Wirkung. Es wird eingesetzt bei Erschöpfungszuständen mit Gewichtsverlust (trotz Heißhunger) und zur Schadstoffausleitung.
Nr. 20 Kalium-Aluminium sulfuricum: Kalium-Aluminium sulfuricum unterstützt den Flüssigkeitshaushalt und hilft bei chronischer Trockenheit der Haut und Schleimhäute. Bei Magen-, Darm- und Blähungskoliken hat es sich als nützlich erwiesen. Es wirkt ausleitend.

Eine Optimierung der Stoffwechselkur erreichen Sie mit der äußerlichen Anwendung der Schüßler-Salze. Mit der äußeren Anwendung der Schüßler-Salze werden die Mineralstoffmoleküle direkt auf der Haut wirksam. Eine Umstellung des Stoffwechsels und Reduktion des Gewichts betrifft den ganzen Körper, den ganzen Menschen. Es ist daher empfehlenswert, die äußerliche Anwendung für die Regeneration und Energetisierung zu nutzen. Die Haut wird straffer und bekommt eine vitale Ausstrahlung. Im Mittelpunkt zur Begleitung der Stoffwechselkur stehen daher für die großflächige Anwendung drei Schüßler-Salze, die für

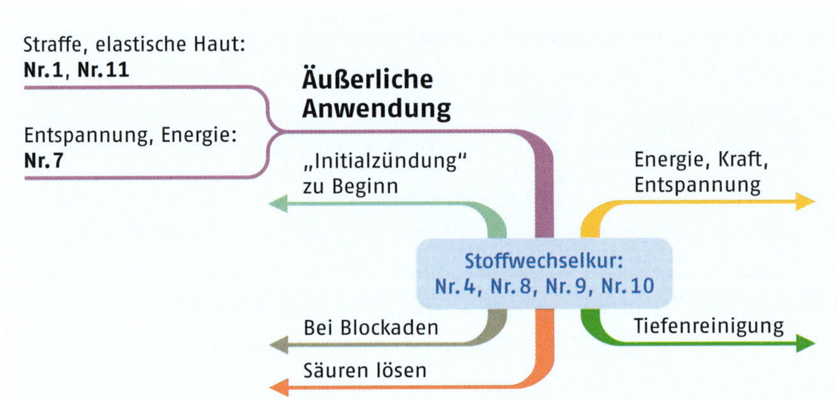

Äußerliche Anwendung zur Unterstützung der Stoffwechselkur

ein Mineralstoffbad oder praktischerweise als biochemische Lotionen angewendet werden sollen. Sie können die verschiedenen Lotionen nach Belieben auch miteinander mischen und zusammen 1–2× täglich einreiben.

Nr. 7 Magnesium phosphoricum: Nr. 7 stärkt die Nerven, die Muskulatur und den Stoffwechsel. Sie können Sie prophylaktisch zur Stärkung der allgemeinen Belastbarkeit einsetzen. Gleichzeitig hilft sie bei Verspannungen und unterstützt bei sportlichen Aktivitäten. Allgemein kann die äußerliche Anwendung von Nr. 7 zur Entspannung und Energetisierung genutzt werden.

Achtung Abnehmfalle

Rückschläge gibt es immer wieder. Ein Rückfall in alte Gewohnheiten kann schnell zur erneuten Gewichtszunahme führen. Schreiben Sie sich in der guten Startphase auf, wie sie damit umgehen wollen. Kommt es zu einer derartigen Situation holen Sie Ihre Vorsätze hervor. Das kann Sie darin bestärken, Ihren Weg der Veränderung fortzusetzen. Entspannen Sie und tanken Sie Kraft mit Schüßler-Salzen.

Nr. 1 Calcium fluoratum D12: Mit Nr. 1 Calcium fluoratum wird die Elastizität der Gewebe und damit deren Fähigkeit, sich wieder zusammenzuziehen, unterstützt.

Nr. 11 Silicea D12: Mit Nr. 11 Silicea werden Haut und Bindegewebe gestärkt.

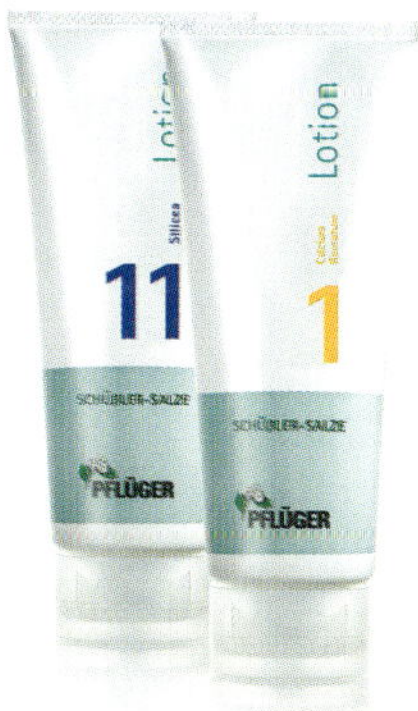

Die guten Vorsätze scheitern leider oft auch an der Energie und Kraft, diese umzusetzen. Die so genannte Energieschaukel kann in diesen Fällen helfen. Wenn Sie eine Pause benötigen, unterbrechen Sie die Stoffwechselkur. Es ist auch möglich, die Energieschaukel zusätzlich zu nehmen.

Morgens starten Sie mit Nr. 2 Calcium phosphoricum. Es ist das Regenerationssalz. Es stärkt und unterstützt den Zellaufbau. Zudem ist es ein wichtiges Knochenaufbau- und Entspannungsmittel für die willkürliche Muskulatur.

Mittags überwinden Sie das Mittagstief mit Nr. 5 Kalium phosphoricum. Es gibt Kraft und stärkt die Muskulatur. Es ist das biochemische Mittel zur

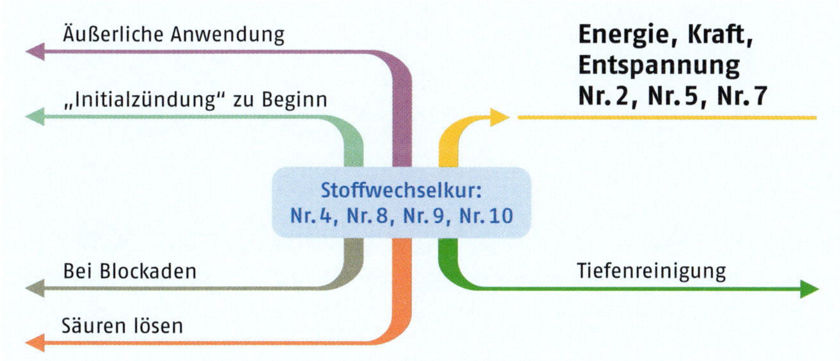

Die Energieschaukel

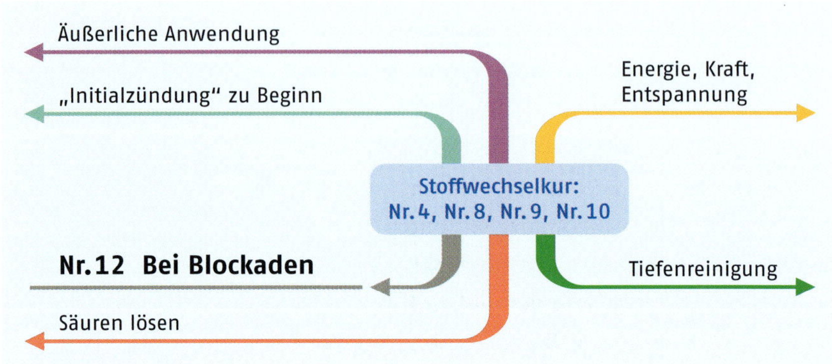

Blockaden – Nr. 12 Calcium sulfuricum D6

Unterstützung der nervlichen und geistigen Leistungsfähigkeit. Die Konzentrations- und Merkfähigkeit werden gestärkt.

Am Abend entspannen Sie mit dem bereits bekannten Magnesium phosphoricum, der Nr. 7.

Wenn der Prozess des Abnehmens ins Stocken gerät, hilft Calcium sulfuricum. Es gilt als Blockadebrecher. Es ist das biochemische Funktionsmittel des Bindegewebes und wesentlich für die Durchlässigkeit desselben. So verweist beispielsweise Cellulite auf einen hohen Bedarf an Mineralstoffen. Der Zustand des Bindegewebes entscheidet darüber, wie die Zellen versorgt und die Stoffwechselabbauprodukte aus der Zelle abtransportiert werden. Es sollte mit 5–7 Tabletten am Tag zusätzlich zur Stoffwechselkur (Nr. 4, Nr. 8, Nr. 9, Nr. 10) eine Woche lang eingenommen werden.

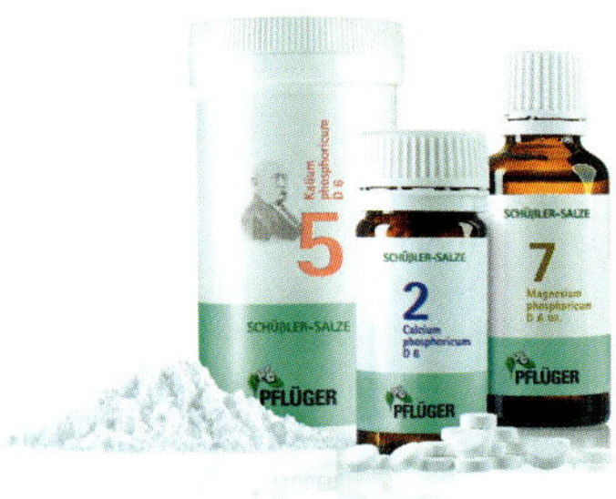

Der Säure-Basen-Haushalt

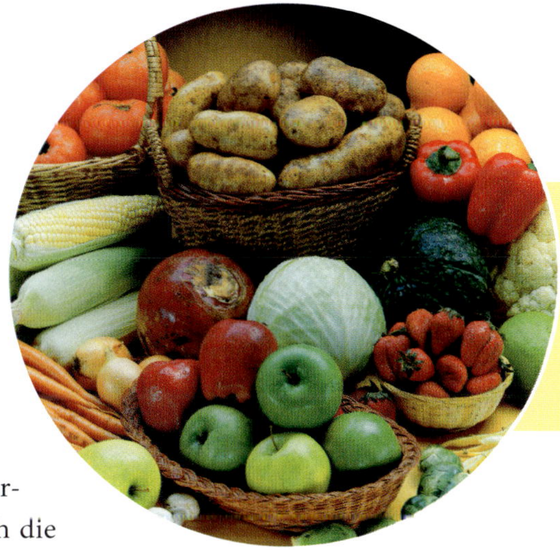

Ein ausgeglichener Säure-Basen-Haushalt hat einen wesentlichen Anteil an der Gesundheit und auch am Körpergewicht. Ein Übermaß an Säuren bremst beispielsweise den Fettstoffwechsel und die Fettverbrennung. Beim Abnehmen, beim Abbau der Fettpolster, entstehen Abbauprodukte, die als Ketosäuren bezeichnet werden. Bei einem Übermaß an diesen Säuren, geben die Fettzellen vermindert Fettsäuren frei. Der Fettabbau wird durch die anflutenden Ketosäuren gebremst. In Hungerszeiten wurde (wird) so ein rascher Fettabbau verhindert.

Leider sind bei den Menschen in den Industrienationen Ernährungsgewohnheiten verbreitet, die aus mehr als 25 % Säure bildenden Nahrungsmitteln (Fleisch, Fisch, Käse, Wurst etc.) bestehen. Damit wird eine Säurebelastung ebenso wie ein Mineralstoffmangel des Organismus forciert. Der Fleischkonsum ist zu hoch. Oder anders ausgedrückt: Der Obst- und Gemüsekonsum ist im Verhältnis viel zu niedrig. Ein Teufelskreis beginnt: Anfallende Säuren müssten durch basische Mineralsalze neutralisiert werden, Mineralsalze fehlen aber in der Ernährung, der Organismus übersäuert.

Diese Lebensmittel wirken

sauer	basisch
• Fleisch, Wurst	• Gemüse
• Geflügel	• Kartoffeln
• sämtliche Getreidesorten	• Obst
• Weißmehlprodukte wie Pizza, Nudeln	• Weinessig, Balsamico
• Zucker	• Salat
• Milchprodukte, alle Käsesorten	• Leitungswasser und stille Mineralwässer
• Limonaden, Cola	• natürliche Gewürze
• Kaffee, schwarzer Tee	• Kräutertee
• Nüsse	• Mandeln
• Alkohol	• Keimlinge
• Softdrinks	

Tipp

Die einfachsten und besten Möglichkeiten, den Fettabbau zu unterstützen, sind der Genuss basischer Lebensmittel (v. a. Gemüse), basische Bäder und parallel die Durchführung einer Schüßler-Salz-Kur (der Stoffwechsel-Kur) zur Stabilisierung der Säure-Basen-Balance.

Der pH-Wert

Die Säure- bzw. Basenstärke einer Lösung wird durch den pH-Wert angegeben (pH steht für potentia hydrogenii). Die pH-Skala reicht von 1 für extrem sauer über 7 für neutral bis 14 für extrem basisch. Der pH-Wert ist für alle biologischen und biochemischen Reaktionen im Körper von enormer Bedeutung. Dieser Wert, der den Säuregehalt einer Lösung angibt, ist so wichtig, dass der Körper beim Gesunden in den verschiedenen Bereichen immer den gleichen pH-Wert einstellt. Das bedeutet, dass z. B. im Magen ein extrem niedriger pH-Wert notwendig ist, um die Nahrung zu verdauen, während in Abschnitten des Darms teilweise ein hoher pH-Wert über 8 benötigt wird. Durch unsere heutige Lebensweise (Stress, Aufnahme vorwiegend Säure bildender Nahrungsmittel, mangelnde Bewegung, Sauerstoffmangel) ist der pH-Wert des Organismus meist ins Saure verschoben, und man spricht von einer Übersäuerung des Körpers. Der pH-Wert unseres Blutes ist eng geregelt und liegt zwischen 7,37 und 7,43. Trotz der ständig schwankenden Abgabe saurer Stoffwechselprodukte an das Blut wird dieser pH-Wert sehr konstant gehalten. Die Konstanz ist eine wichtige Voraussetzung für die Aufrechterhaltung eines geregelten Stoffwechselablaufs in den Körperzellen. Am Erhalt eines gleich bleibenden Blut-pH-Werts sind die Puffersysteme des Blutes, der Gasaustausch in der Lunge, der Leberstoffwechsel und die Ausscheidungsprozesse der Niere beteiligt. Für gut funktionierende Puffersysteme ist eine ausreichende Versorgung mit Mineralstoffen wesentlich. Auch alle an der Ausscheidung von Säuren beteiligten Organe brauchen für die Verarbeitung und Ausscheidung von Säuren Mineralstoffe.

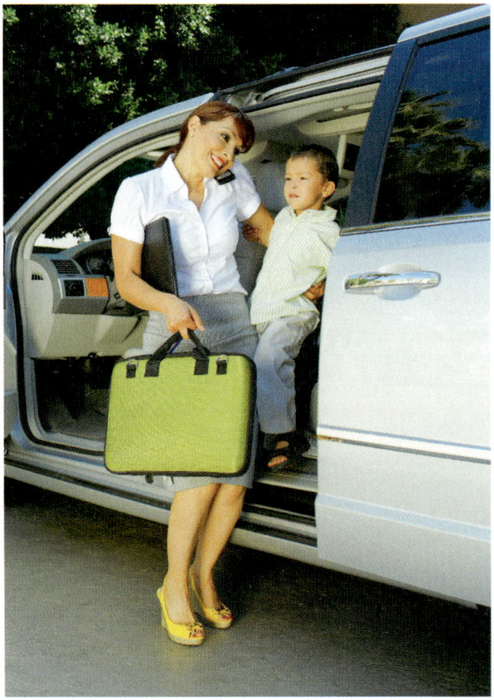

Übersäuerung

Eine Übersäuerung entsteht dann, wenn der Organismus nicht mehr ausreichend in der Lage ist, die im Stoffwechsel anfallenden Säuren abzubauen oder auszuscheiden. Dies kann wie oben beschrieben ein wesentlicher Grund für eine Blockade im Stoffwechsel sein. Nicht ausgeschiedene Säuren werden im Organismus gebunden, beispielsweise im Bindegewebe. Zunächst werden die Pufferkapazitäten des Körpers eingeschränkt. Das ist meistens für den betroffenen Menschen nicht spürbar. Im Verlauf treten Störungen auf, z. B. Hautprobleme oder auch Cellulite. Eine andauernde Übersäuerung kann chronische Erkrankungen wie Rheuma begünstigen oder sogar verursachen. Es ist daher für die Gesundheit langfristig gesehen notwendig, einen Ausgleich im Säure-Basen-Haushalt zu gewährleisten.

Säureabbau mit Schüßler-Salzen

Die Puffer- und Ausscheidungssysteme des Körpers können mit bestimmten Schüßler-Salzen angeregt und gestärkt werden.

Tipp

Nehmen Sie vor dem Basenbad eine Mineralstoffmischung von jeweils 10 Tabletten Nr. 8 Natrium chloratum, Nr. 9 Natrium phosphoricum, Nr. 10 Natrium sulfuricum aufgelöst zu sich. Das intensiviert den Ausscheidungsvorgang.

Info

So helfen Schüßler-Salze

- Sauerstoffaufnahme erhöhen mit Schüßler-Salz Nr. 3,
- Darm entlasten mit Schüßler-Salz Nr. 10,
- Leber stärken mit den Schüßler-Salzen 4 und 10,
- Niere unterstützen mit dem Schüßler-Salz Nr. 8,
- Lymphfluss fördern mit dem Schüßler-Salz Nr. 9.

Die Stoffwechselkur (siehe Seite 94) greift exakt diese Mittel auf und ist damit gleichzeitig eine wertvolle Unterstützung für den Säure-Basen-Haushalt. Wenn bereits eine Belastung mit Säureablagerungen besteht, sollte die Stoffwechselkur mit Nr. 11 Silicea erweitert werden.

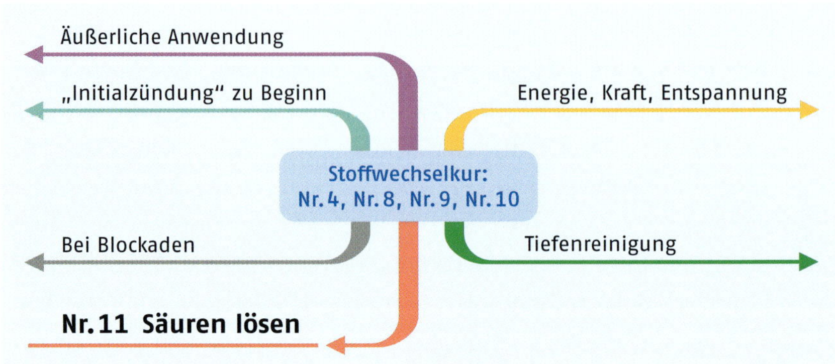

Säuren lösen mit Nr. 11 Silicea D12

Silicea gilt als biochemisches Schönheitselixier, weil es ein wichtiger Baustein für die Haare und die Nägel ist. Eine gute Versorgung mit Silicea verlangsamt die Faltenbildung. Die innere Einnahme erfordert sehr viel Geduld und sollte – wo möglich – durch äußere Anwendungen unterstützt werden. Silicea ist wichtig für den Abbau abgelagerter Säure im Körper. Die Einnahme von Silicea führt zur Lösung dieser Säuren und sollte daher mit der Stoffwechselkur (Nr. 4, Nr. 8, Nr. 9, Nr. 10) begleitet werden. Eine Einnahme von 3 Tabletten am Tag über einen längeren Zeitraum, der Monate umfassen kann, ist empfehlenswert. Mindestens sollte die Einnahme von Nr. 11 Silicea mit Nr. 9 Natrium phosphoricum zum Abbau der Säuren begleitet werden. Ohne diese sinnvolle Ergänzung können bei einer auf Silicea begrenzten Einnahme schmerzhafte Reaktionen in den Gelenken oder der Muskulatur oder Übersäuerungsbeschwerden des Magens auftreten.

Das Basenbad

Sehr effektiv, um Säuren zu lösen, ist das so genannte Basenbad, das mittels Zusätzen erreicht wird. Diese führen dazu, dass der pH-Wert des Badewassers mindestens 8 erreicht. Es entsteht ein so genannter osmotischer Druck. Das bedeutet in diesem Fall, dass der Körper „gezwungen" wird, über die Haut Säuren auszuscheiden, um die Umgebung wieder an

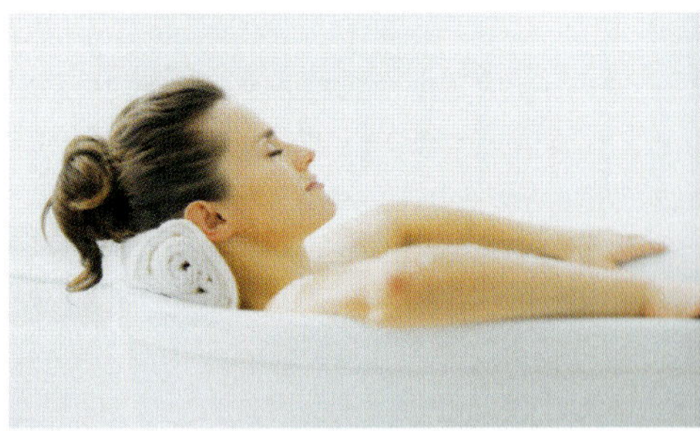

sich selbst anzugleichen. Liegt jetzt die Badetemperatur über der Körpertemperatur (mind. 38 Grad Celsius), wird zusätzlich über das Ausschwitzen eine Ausleitung der Stoffe erreicht, die in den oberen Schichten der Haut deponiert sind. Die Badedauer muss mindestens 30 Minuten betragen, um den nachhaltigen Effekt zu erzielen. Ein Basenbad kann während der Durchführung der Stoffwechselkur täglich durchgeführt werden. Es trocknet die Haut nicht aus. Im Gegenteil: gerade feuchtigkeitsarme und fettarme Haut wird mit der Zeit regeneriert.

Das basische Bad kann in folgenden Formen auch als Teilbad durchgeführt oder als Brei aufgelegt werden:

- Sitzbad: Besonders zu empfehlen bei Problemen im Genital- und Analbereich (Pilze, Hämorrhoiden).
- Fußbad: Viele Menschen klagen über geschwollene Füße und Beine, insbesondere am Abend. Entspannen mit einem basischen Fußbad und gleichzeitig die belastenden Flüssigkeiten ausscheiden, die sich in den Beinen stauen. Das Fußbad ist auch sehr hilfreich bei Fußschweiß, Fußpilz, Juckreiz am Bein, Ausschlägen, Gichtzehen, rheumatischen Beschwerden in den Füßen.
- Handbad: Bei Handekzemen, Gichtknoten in den Fingergelenken, rheumatischen Beschwerden der Hände.
- Basenbadmaske: Zur allgemeinen Pflege der Gesichtshaut, insbesondere bei Pickeln, Akneproblemen.
- Auflagen: Juckende Hautstellen, Ekzeme.

Achtung

Menschen mit hohem Blutdruck, Kreislauf- oder Herzproblemen sollten zunächst Teilbäder versuchen!

Meine Notizen:

....

....

....

....

....

Anhang

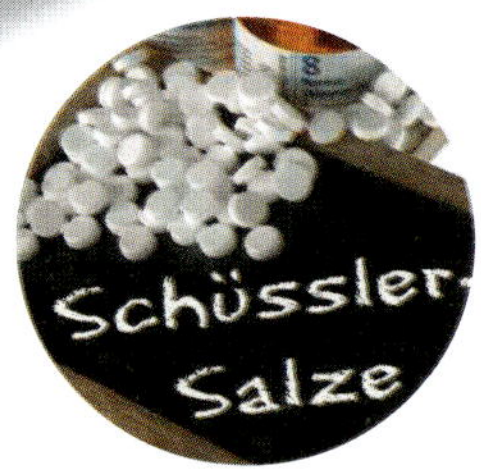

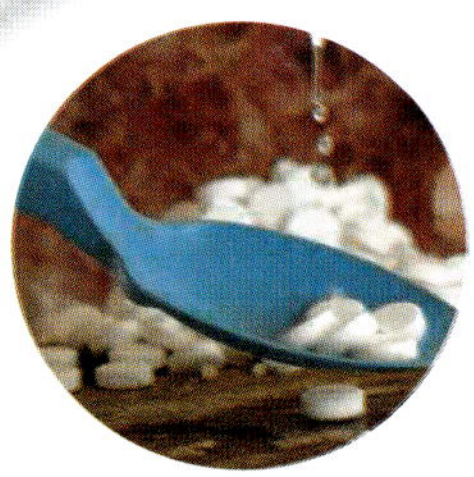

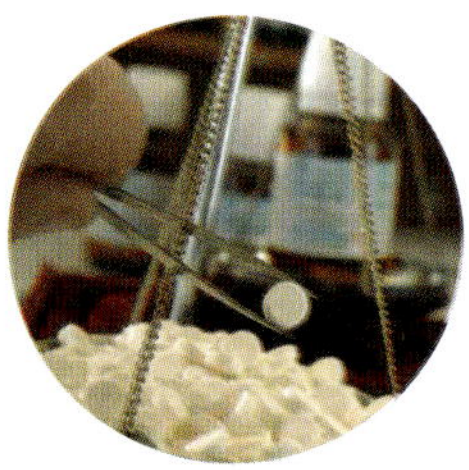

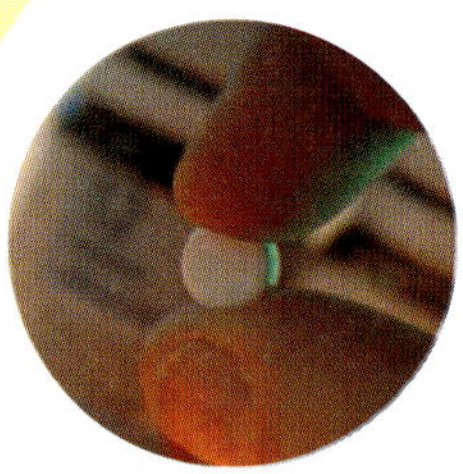

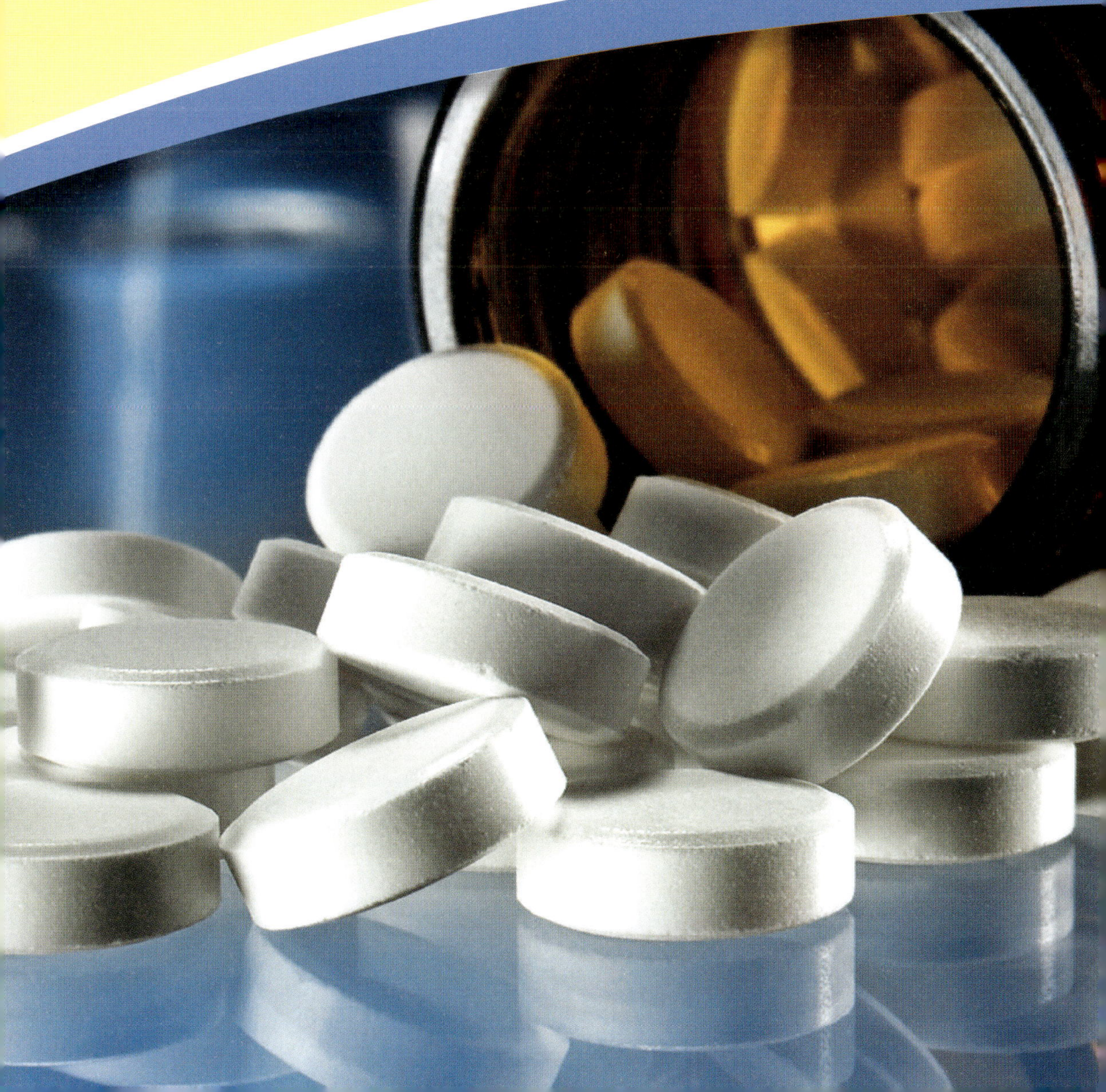

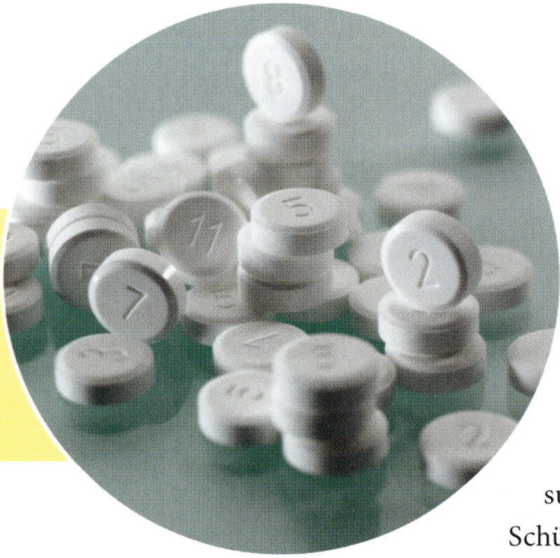

Der Schüßler-Test: Starter- oder Turboplan

Haben Sie bereits Erfahrungen mit Schüßler-Salzen? Oder wenden Sie die Schüßler-Salze erstmalig an? Der Bedarf an den einzelnen Schüßler-Salzen kann individuell sehr unterschiedlich sein und je nach dem, wie Sie sich ernähren und leben, kann der „Einstieg“ in eine Schüßler-Salz-Kur unterschiedlich gestaltet werden. Wer sich gesund ernährt, hat eine gute Ausgangsbasis für eine Schüßler-Salz-Kur und der Körper kann kräftige Anregungen gut verarbeiten. Wer ausreichend trinkt, kann besser entgiften. Der folgende Test kann Ihnen helfen, herauszufinden, ob es für Sie sinnvoller ist, mit einer niedrigen Dosierung oder schon zu Beginn mit einer höheren Dosierung einzusteigen.

Kreuzen Sie bitte die Antworten an, die am besten auf Sie zutreffen	
Test	**Punkte**
Haben Sie schon einmal Schüßler-Salze eingenommen?	
Nein, noch nie	□ 1 Punkte
Ja, einzelne bei Beschwerden	□ 2 Punkte
Ja, ich nehme regelmäßig verschiedene Schüßler-Salze	□ 3 Punkte
Was essen Sie regelmäßig?	
Das, was da ist, auch Fast Food und Süßigkeiten	□ 1 Punkte
Gemüse und Obst, aber auch viele Snacks	□ 2 Punkte
Obst, Gemüse, Vollwertkost	□ 3 Punkte
Wie viel Bewegung haben Sie?	
Kaum, ich sitze fast den ganzen Tag	□ 1 Punkte
Ich gehe 1–2× in der Woche ins Sportstudio	□ 2 Punkte
3–4× in der Woche mindestens 30 Minuten	□ 3 Punkte
Was und wie viel trinken Sie jeden Tag?	
Kaffee, abends auch Alkohol, Saft, wenig Wasser	□ 1 Punkte

Kreuzen Sie bitte die Antworten an, die am besten auf Sie zutreffen	
Test	**Punkte**
Wasser, Kaffee, Säfte, mal ein Bier oder ein Glas Wein	□ 2 Punkte
Vor allem Wasser, Tee, selten Alkohol	□ 3 Punkte
Wie empfinden Sie Ihren Alltag?	
Stressig, unbefriedigend	□ 1 Punkte
Anstrengend	□ 2 Punkte
Ich bin sehr zufrieden	□ 3 Punkte

Nun zählen Sie die Punkte zusammen, daraus ergibt sich folgende Empfehlung:

0–5 Punkte: Beginnen Sie mit jeweils 3–5 Tabletten der Schüßler-Salze täglich. In der dritten Woche steigern auf je 7 Tabletten täglich.
5–10 Punkte: Beginnen Sie die ersten 7 Tage mit 3–5 Tabletten der Schüßler-Salze täglich und steigern dann auf 5–7 Tabletten täglich. In der vierten Woche können Sie die Dosierung auf je 10 Tabletten täglich steigern.
10–15 Punkte: Beginnen Sie mit jeweils 7–10 Tabletten der Schüßler-Salze täglich.

Meine Notizen:

....

....

....

....

....

....

....

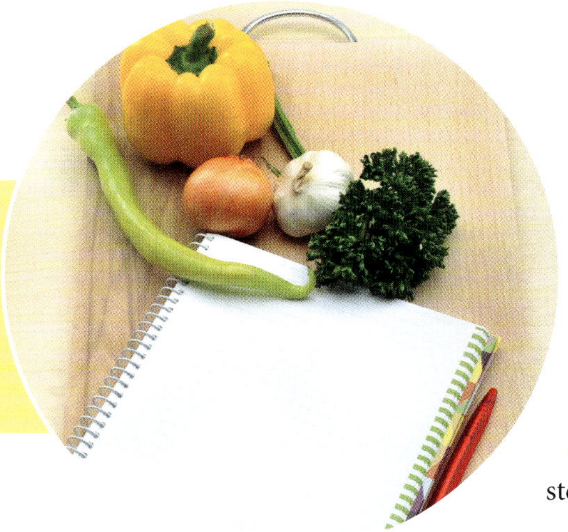

Der 10-Tage-Schön-&-Schlank-Plan

Beginnen Sie mit diesem Schön-&-Schlank-Plan, indem Sie jeden Tag immer mehr Punkte abhaken. Mit der Zeit verbessern sich Ihre Ernährungs-, Bewegungs- und Trinkgewohnheiten.

Finden Sie noch Menschen in Ihrer Umgebung, die den Schön-&-Schlank-Plan mitmachen. Das steigert die Motivation!

To do	Mo	Di	Mi	Do	Fr	Sa	So
Schüßler Salze Nr. 4, 8, 9, 10							
Morgens Einreiben mit Nr. 1							
30 Minuten Bewegung am Stück							
1,5–2 Liter Wasser trinken							
3 Mahlzeiten am Tag mit mind. 4–5 Stunden Pause dazwischen							
5 Portionen Obst und Gemüse							
Abends leichte, fettarme Kost							
Abends Einreiben mit Nr. 7							
Einmal in der Woche Sauna oder Basenbad							

Schüßler-Kuren im Überblick

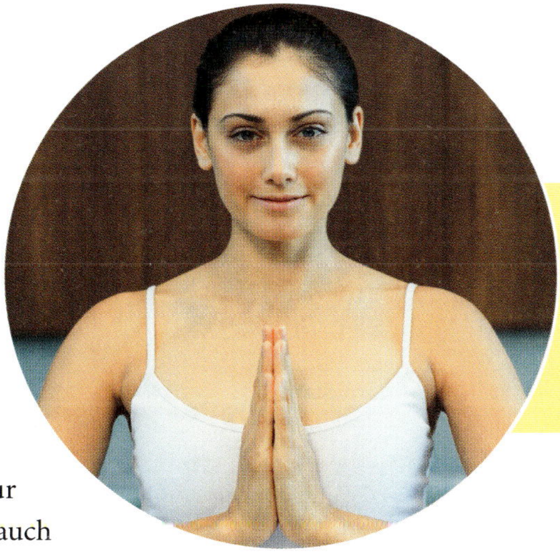

Die Schüßler-Kuren beinhalten eine Kombination mehrerer Schüßler-Salze, die sich in ihren Funktionen ergänzen und unterstützen. Die Schüßler-Salze sollten in Form einer Kuranwendung mindestens 4–6 Wochen eingenommen werden, um den Mineralstoffhaushalt nachhaltig zu regulieren. Bei chronischen Beschwerden oder zur Gesundheitsprophylaxe können die Schüßler-Salze auch über Monate eingenommen werden.

Kur bei Allergien

Schüßler-Salz	Tabl./Tag
Nr. 2 Calcium phosphoricum	7
Nr. 8 Natrium chloratum	7
Nr. 24 Arsenum jodatum	5

Kur für Balance und Energie im Alltag

Schüßler-Salz	Tabl./Tag	Einnahme
Nr. 2 Calcium phosphoricum	7	Morgens, evtl. in heißem Wasser
Nr. 5 Kalium phosphoricum	7	Mittags, evtl. in heißem Wasser
Nr. 7 Magnesium phosphoricum	7	Abends, evtl. als „Heiße 7"

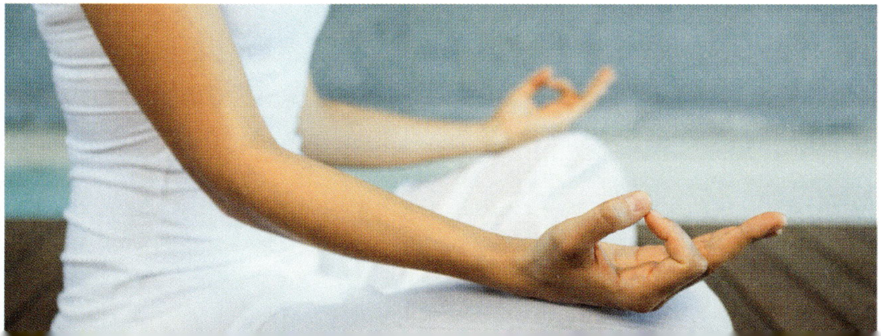

Kur für Entspannung und erholsamen Schlaf

Schüßler-Salz	Tabl./Tag
Nr. 2 Calcium phosphoricum	7
Nr. 7 Magnesium phosphoricum	10
Nr. 14 Kalium bromatum	5

Kur für eine regelmäßige Verdauung

Schüßler-Salz	Tabl./Tag
Nr. 3 Ferrum phosphoricum	7
Nr. 7 Magnesium phosphoricum	7
Nr. 8 Natrium chloratum	7
Nr. 10 Natrium sulfuricum	12

Schöne Haut-Kur

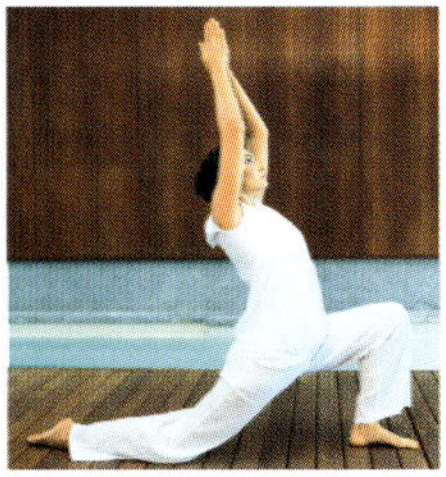

Schüßler-Salz	Tabl./Tag
Nr. 1 Calcium fluoratum	3
Nr. 4 Kalium chloratum	7
Nr. 8 Natrium chloratum	7
Nr. 9 Natrium phosphoricum	10–12
Nr. 11 Silicea	3

Haut-Kur zur Vorbereitung auf die Sonne

Schüßler-Salz	Tabl./Tag
Nr. 3 Ferrum phosphoricum	7
Nr. 6 Kalium sulfuricum	7
Nr. 8 Natrium chloratum	7
Nr. 10 Natrium sulfuricum	7–10
Äußerlich zusätzlich: Biochemische Creme Nr. 6	

Cellulite-Kur

Schüßler-Salz	Tabl./Tag
Nr. 9 Natrium phosphoricum	10
Nr. 11 Silicea	3
Nr. 12 Calcium sulfuricum	3

Kur für glänzendes Haar und gesunde Nägel

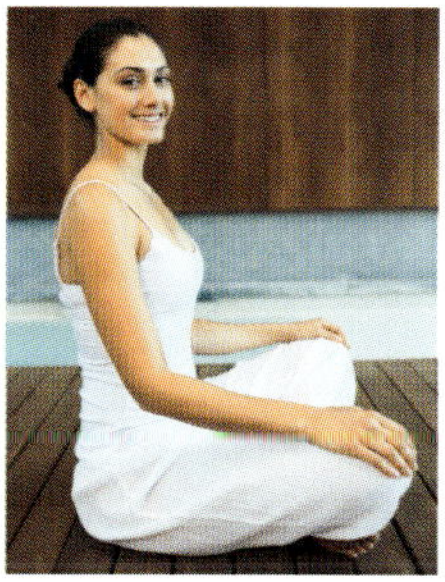

Schüßler-Salz	Tabl./Tag
Nr. 1 Calcium fluoratum	3
Nr. 9 Natrium phosphoricum	7
Nr. 11 Silicea	3
Nr. 21 Zincum chloratum	5
(Zusätzlich biochemisches Haarwasser)	

Kur für ein starkes Herz und stabilen Kreislauf

Schüßler-Salz	Tabl./Tag
Nr. 2 Calcium phosphoricum	7
Nr. 5 Kalium phosphoricum	7
Nr. 7 Magnesium phosphoricum	7
Nr. 8 Natrium chloratum	7
Nr. 9 Natrium phosphoricum	7

Kur zur Pflege der Gelenke

Schüßler-Salz	Tabl./Tag
Nr. 8 Natrium chloratum	10
Nr. 17 Manganum sulfuricum	5

Kur für starke Venen und schöne Beine!

Schüßler-Salz	Tabl./Tag
Nr. 1 Calcium fluoratum	3
Nr. 4 Kalium chloratum	6
Nr. 9 Natrium phosphoricum	6
Nr. 11 Silicea	3

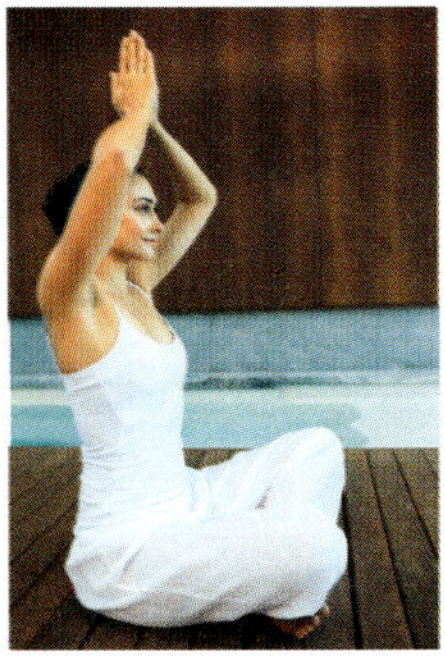

Kur für starke Knochen

Schüßler-Salz	Tabl./Tag
Nr. 1 Calcium fluoratum	5
Nr. 2 Calcium phosphoricum	10
Nr. 7 Magnesium phosphoricum	7
Nr. 9 Natrium phosphoricum	7
Nr. 11 Silicea	3
Nr. 22 Calcium carbonicum	5

Kur für Konzentration und Gedächtnis

Schüßler-Salz	Tabl./Tag
Nr. 3 Ferrum phosphoricum	7
Nr. 5 Kalium phosphoricum	10
Nr. 8 Natrium chloratum	10
Zusätzlich bei Gedächtnisschwäche:	
Nr. 20 Kalium-Aluminium sulfuricum	5

Kur bei Sodbrennen

Schüßler-Salz	Tabl./Tag
Nr. 8 Natrium chloratum	7
Nr. 9 Natrium phosphoricum	10
Nr. 23 Natrium bicarbonicum	5

Kur zur Nervenstärkung

Schüßler-Salz	Tabl./Tag
Nr. 2 Calcium phosphoricum	7
Nr. 5 Kalium phosphoricum	7
Nr. 7 Magnesium phosphoricum	7
Nr. 9 Natrium phosphoricum	7
Nr. 11 Silicea	3
Nr. 21 Zincum chloratum	7

Kraftkur für Muskeln, Bänder und Sehnen

Schüßler-Salz	Tabl./Tag
Nr. 1 Calcium fluoratum	5
Nr. 2 Calcium phosphoricum	7
Nr. 3 Ferrum phosphoricum	7
Nr. 5 Kalium phosphoricum	7
Nr. 7 Magnesium phosphoricum	7
Nr. 8 Natrium chloratum	7

Anti-Aging-Kur

Schüßler-Salz	Tabl./Tag
Nr. 2 Calcium phosphoricum	7
Nr. 4 Kalium chloratum	7
Nr. 5 Kalium phosphoricum	7
Nr. 8 Natrium chloratum	7
Nr. 23 Natrium bicarbonicum	7

Kur bei Wetterfühligkeit

Schüßler-Salz	Tabl./Tag
Nr. 2 Calcium phosphoricum	7
Nr. 5 Kalium phosphoricum	7
Nr. 8 Natrium chloratum	7

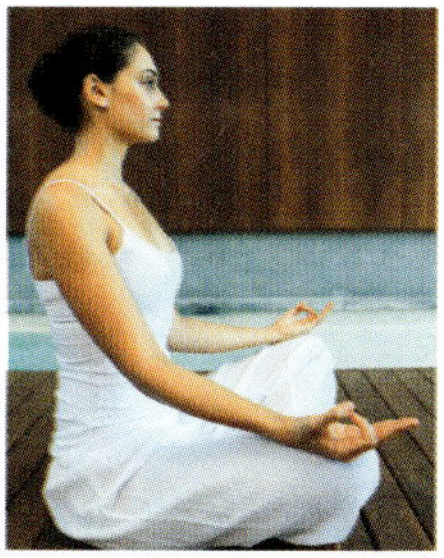

Kur für Zahnerhalt und -pflege

Schüßler-Salz	Tabl./Tag
Nr. 1 Calcium fluoratum	7
Nr. 2 Calcium phosphoricum	7
Nr. 7 Magnesium phosphoricum	7
Nr. 8 Natrium chloratum	7
Nr. 9 Natrium phosphoricum	10
Nr. 11 Silicea	3

Säure-Basen-Kur

Schüßler-Salz	Tabl./Tag
Nr. 9 Natrium phosphoricum	10
Nr. 11 Silicea	3–5
Nr. 12 Calcium sulfuricum	3–5
Nr. 23 Natrium bicarbonicum	7

Stoffwechsel-Kur

Schüßler-Salz	Tabl./Tag
Nr. 4 Kalium chloratum	7
Nr. 8 Natrium chloratum	7
Nr. 9 Natrium phosphoricum	7
Nr. 10 Natrium sulfuricum	7

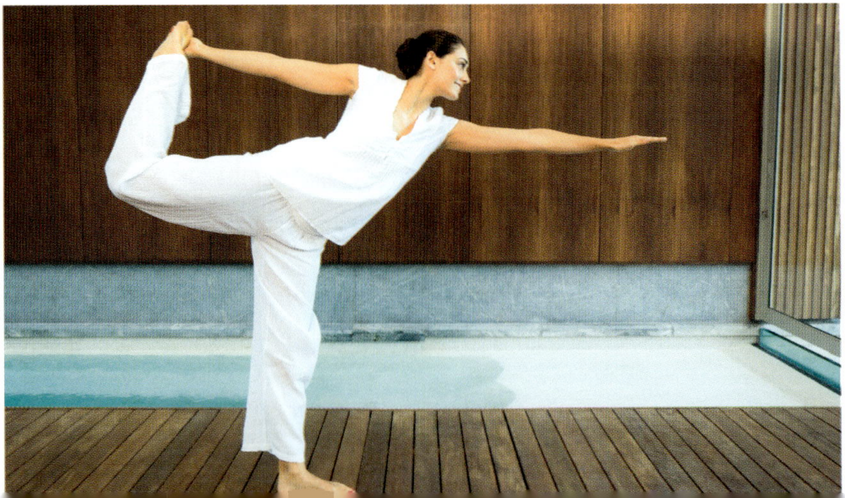

Wichtige Fragen

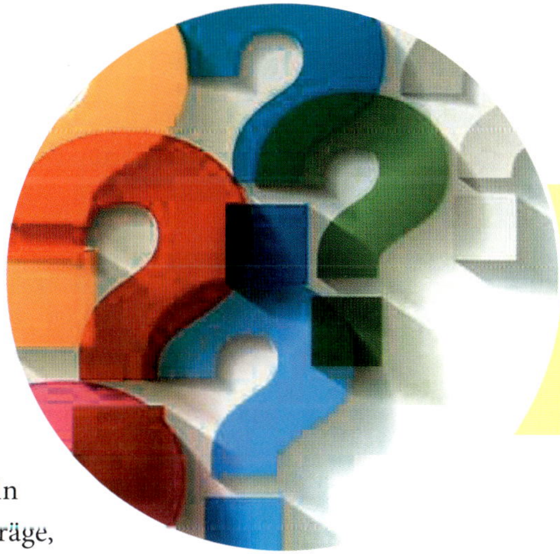

Mit den Anleitungen und Hinweisen in diesem Buch können Sie in Kenntnis Ihrer individuellen Bedürfnisse die Schüßler-Salze oder eine entsprechende Kur auswählen und entsprechend anwenden. Nutzen Sie eine fachkundige Beratung in der Apotheke oder bei einem Therapeuten, wenn Sie in der Anwendung unsicher sind. Das ist in jedem Fall notwendig, wenn Sie Erkrankungen behandeln wollen. Allgemeine Informationen bieten auch Vorträge, die in vielen Orten zum Beispiel von Apotheken und biochemischen Vereinen angeboten werden. Die Antworten auf Fragen, die sehr häufig gestellt werden, finden Sie in den folgenden Abschnitten.

Wie viele Schüßler-Salze können gleichzeitig angewendet werden?

Die Anzahl der Schüßler-Salze hängt von den Störungen beziehungsweise von Ihrem unterschiedlichen Bedarf ab. Die Vorschläge für Schüßler-Kuren beinhalten eine Kombination derjenigen Schüßler-Salze, die sich in der praktischen Anwendung bewährt haben. Es gibt keine Gegenspieler bei den Schüßler-Salzen. Anders als bei herkömmlichen grobstofflichen Mineralstoffpräparaten behindern sich die verschiedenen Schüßler-Salze nicht gegenseitig in der Aufnahme. Im Gegenteil: Die körperlichen Prozesse erfordern oft notwendigerweise verschiedenste Mineralstoffe gleichzeitig.

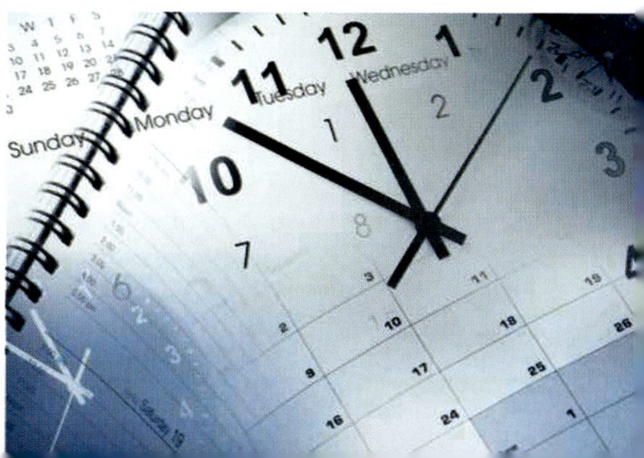

Wie schnell wirken Schüßler-Salze?

Der Erfolg der Anwendung der Schüßler-Salze hängt davon ab, bei welcher Störung bzw. welchem Anliegen die Einnahme erfolgt und ob das richtige

Schüßler-Salz/die richtigen Schüßler-Salze in einer ausreichenden Dosierung gewählt wurden. In akuten Fällen wirkt die Einnahme überraschend schnell. Beispielsweise hat sich in der Anwendungspraxis bei Halsschmerzen eine Tablette Nr. 3 Ferrum phosphoricum alle 5 Minuten ausgezeichnet bewährt. Bei chronischen Störungen erfordert die Anwendung der Schüßler-Salze Geduld.

Beispiel: Ein Mensch leidet unter verstärkter Hornhautbildung am Fuß mit zum Teil schmerzhaften Einrissen. Diese Störung verweist auf eine chronische Störung und erfordert die Anwendung von Nr. 1 Calcium fluoratum über einen mehrmonatigen Zeitraum. Es kann sein, dass Störungen im Organismus vorhanden sind, die nicht wahrgenommen wurden, z. B. eine mangelnde Elastizität der Gefäßwände, die ebenfalls die Anwendung von Nr. 1 Calcium fluoratum erfordert. In der Hierarchie des Organismus werden nun die Störungen im Bereich der Gefäßwände vorrangig ausgeglichen, weil diese – im Unterschied zur Hornhaut an den Fersen – lebenswichtige Bedeutung haben. Eine wesentliche Unterstützung der erfolgreichen Anwendung ist in diesem Zusammenhang die äußere Anwendung der Schüßler-Salze. Mit der äußeren Anwendung der Creme Nr. 1 Calcium fluoratum bei Hornhautstörungen kann die Anwendung optimiert werden.

Gibt es Nebenwirkungen der Schüßler-Salze?

Die biochemischen Funktionsmittel werden seit fast 140 Jahren erfolgreich angewendet. Bislang wurden keine Nebenwirkungen oder Wechselwirkungen mit anderen naturheilkundlichen oder allopathischen Medikamenten beobachtet. Es gibt daher auch keine Gegenanzeigen. Keines der Funktionsmittel wurde jemals für Schwangere ausgeschlossen. Die Anwendung der Schüßler-Salze ist vom ersten bis zum letzten Lebenstag möglich.

Schüßler-Salze können als Bestandteil der Hausapotheke in einfachen Fällen schnelle und wertvolle Hilfe bieten. Auch in der Gesundheitsvorsorge haben sie sich ihren festen Platz erobert. Die Behandlung von Kranken gehört allerdings in die Hände qualifizierter Ärzte und Heilpraktiker. Eine Begleitung ist auch bei schwereren Erkrankungen möglich, sollte dann allerdings von erfahrenen qualifizierten Beratern angeleitet werden.

In manchen Fällen zeigen sich nach der Einnahme der Schüßler-Salze Reaktionen. Wenn der Körper beginnt, belastende Stoffe und Säuren auch über die Haut auszuscheiden, zeigen sich in diesen Fällen Reaktionen der Haut. Manchmal führt die verstärkte Ausscheidung zu leichten Durchfällen oder vorübergehend zu Schwellungen. Auch Regenerationsbeschwerden im Bereich der Bänder sind möglich.

Dürfen Diabetiker die Mineralstoffe nehmen?

Ja, auf jeden Fall! 1 BE = 12 g Kohlenhydrate und das entspricht 48 Tabletten zu 0,25 g. Eine Tablette entspricht ungefähr einer Kilokalorie.

Diabetiker nutzen am besten die Möglichkeit der Auflösung der Mineralstoffe, um die Aufnahme des Milchzuckers gering zu halten.

Wie lange sollen Schüßler-Salze angewendet werden?

Die Dauer der Einnahme richtet sich einerseits nach dem Ziel, das mit der Einnahme verfolgt wird. Anderseits ist die individuelle Ausgangssituation des Menschen entscheidend dafür, wie lange der Organismus benötigt, seinen Bedarf so zu decken, dass ein zufriedenstellendes Ergebnis erreicht werden kann. Zur Prophylaxe eignet sich eine Einnahme in Form einer Kuranwendung, beispielsweise während einer Fastenkur oder bei den Wachstumsschüben der Kinder. Die Schüßler-Salze sollten mindestens so lange genommen werden, bis eine Besserung der Beschwerden einsetzt. Besser ist es aber, die Mineralstofftabletten noch einige Tage oder Wochen weiter zu nehmen, um den gestörten Mineralstoffhaushalt nachhaltig zu regulieren.

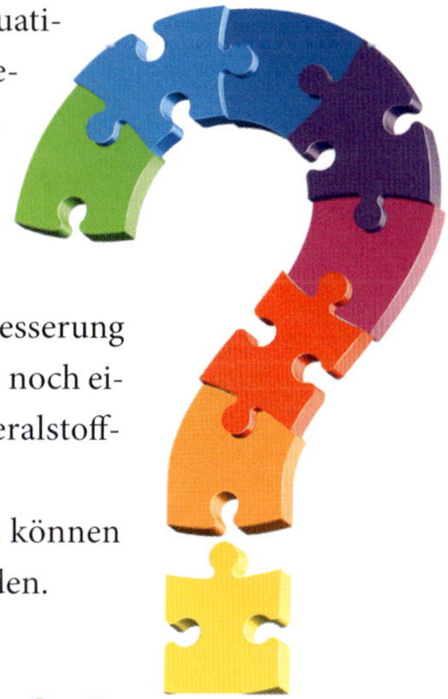

Bei chronischen Beschwerden oder zur Gesundheitsprophylaxe können die Schüßler-Salze auch über Monate oder Jahre eingenommen werden.

Welche Fehler können bei der Anwendung unterlaufen?

Je nach individueller Verfassung wird häufig festgestellt, dass in den Beschreibungen (der Anwendungen) der Schüßler-Salze so vieles zutrifft, dass alle

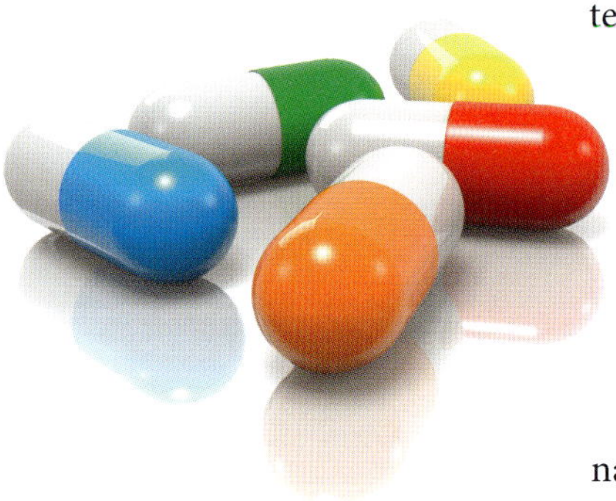

zwölf Schüßler-Salze angewendet werden könnten. Eine breite Anwendung der Schüßler-Salze sollte allerdings entweder auf Grundlage bewährter Einnahmepläne (s. Kuren und Literatur) oder fachkundiger Beratung erfolgen. Der Körper hat dann die Chance, den „Betrieb“ erfolgreich wieder aufzunehmen. Das erhöht den Erfolg der Anwendung.

Vielfach wird die Anwendung zu schnell wieder abgebrochen, weil eine rasche Wirkung auch bei chronischen Störungen erwartet wird. Oder die Dosierung ist zu niedrig und wird dem individuellen Bedarf nicht gerecht. Häufig vernachlässigt wird die äußere Anwendung der Schüßler-Salze, die bei allen Problemen, die äußerlich erreichbar sind, rasche Hilfe bringen kann.

Können Schüßler-Salze zusätzlich zu anderen Medikamenten eingenommen werden?

Die Schüßler-Salze unterstützen jede andere Heilweise, weil sie dem Körper die notwendigen Betriebsstoffe zuführen. Sie können daher zusätzlich zu allen allopathischen und homöopathischen Arzneimitteln eingenommen werden.

Tabelle 1: Bewährte Kombinationen bei Hautstörungen

Anwendungsbereich	Nummern der Mineralstoffe[1]
Abszess	3 + 9 + **11** + **12**
Akne	**1** + 3 + 4 + **9** + 11
Augen: Gerötet, brennend	3 + 8
Augen: Geschwollen	8 + **10** + 12
Besenreiser	1 + **4** + 9 + 11
Bläschen: Klare Flüssigkeit	**8** + 10
Bläschen: Grünlich-gelbe Flüssigkeit	8 + **10**
Bluterguss	9 + **11** + 12
Cellulitis (Orangenhaut)	4 + 8 + 9 + 10 + 11 + **12**
Couperose (Besenreiser)	1 + **4** + 9 + 11
Drüsen: Schwellung	**4** + 9 + 12
Drüsen: Verhärtung	**1** + 4 + 9 + **12**
Eiterungen	9 + 11 + **12**
Ekzem	3 + 8 + **9** + 10
Erfrierungen	**10** + 5
Falten	**4** + **11**
Gelenke: Stärkung	2 + 5 + **8**
Gerstenkorn	1 + 4 + 9 + **11**
Hämorrhoiden	1 + 4 + 9 + 11
Herpes	3 + **10**
Insektenstiche	2 + 8
Juckreiz	3 + 6 + 7 + 10
Krampfadern	1 + 4 + 9 + 11
Leistenbruch	1 + **11**
Lymphschwellungen	7 + **9** + 12
Lymphschwellungen verhärtet	**1** + 7 + **9** + 12
Mitesser	4 + 9
Nagelbettentzündung (-eiterung)	1 + 3 + **11** + 12
Nagelverwachsungen	**1** + 5 + 8

Anwendungsbereich	Nummern der Mineralstoffe[1]
Narbenpflege	1 + 5 + 8 + 11
Pilz	3 + **5** + **6**
Sonnenbrand	3 + 8
Sonnenallergie	3 + 8 + 10
Überbeine	**1** + 2
Verbrennungen	3 + **8**
Warzen	4 + 10

1 Die fett gedruckten Nummern zeigen das/die Hauptmittel an. Das bedeutet, dass es/sie in einer Mischung höher dosiert wird/werden oder aber auch einzeln angewendet werden kann.

Tabelle 2: Erweiterungsmittel und ihre Anwendungsbereiche

Nr.	Mineralstoff	Wirkungsbereich	Zeichen eines Defizits
13	Kalium arsenicosum	Haut, Reinigung und Stärkung	Schwächezustände, Abmagerung
14	Kalium bromatum	Haut, Nervensystem, Schilddrüse, Beruhigung	Innere Unruhe
15	Kalium jodatum	Schilddrüse, Calcitoninregulierung, Regulierung des Grundumsatzes	Niedergedrücktheit
16	Lithium chloratum	Niere, Ausleitung	Harnstau im Körper, gichtisch-rheumatische Erkrankungen, niedergedrückte Stimmung
17	Manganum sulfuricum	Knorpel (Knochen), Enzyme, Eisenaufnahme	
18	Calcium sulfuratum	Tiefenreinigung	Erschöpfungszustände mit Gewichtsverlust, Abmagerung trotz Heißhunger
19	Cuprum arsenicosum	Melaninbildung, Eisenaufnahme	Gehirnkrämpfe, Belastung mit Schwermetallen
20	Kalium-Aluminium sulfuricum	Glatte Muskulatur, Nervensystem	Vergesslichkeit, Aluminiumbelastungen, Blähkoliken
21	Zincum chloratum	Immunsystem, Fortpflanzungsorgane	–
22	Calcium carbonicum	Härteste Schicht der Knochen, Stabilität, Festigkeit, innerster Halt	Schwere Erschöpfung, frühzeitiges Altern, Entwicklungsrückstände (der Kinder)
23	Natrium bicarbonicum	Belegzellen des Magens	Säure im Gewebe, träger Stoffwechsel
24	Arsenum jodatum	Haut	Allergie, Heuschnupfen, Lungenerkrankungen, jugendliche Akne
25	Aurum chloratum natronatum	Herz, Schlafstörungen älterer Menschen, Herzschwäche	–
26	Selenium	Unklar	–
27	Kalium bichromicum	Unklar	–

Tabelle 3: Lebensmittelempfehlungen in Bezug auf die Mineralstoffe nach Dr. Schüßler

Nr.	Mineralstoff	Lebensmittel (allgemein)
1	Calcium fluoratum	Birne, dicke Bohnen, Endiviensalat, Leinsamen, Rote Beete, Sesamsamen, Weichkäse, Brokkoli, Brombeeren, Blattspinat, Mangold, Grünkohl, Zuckererbsen, Kichererbsen, Mandeln, Steinpilze, Hefeflocken, Buttermilch, Parmesan, Mozarella, Matjeshering, Roggenvollkornbrot
2	Calcium phosphoricum	Bananen, Brokkoli, Kartoffeln, Naturreis, Buttermilch, Joghurt, Parmesan, frische Sojabohnen, Krabben, Leinsamen, Spinat, Weizenkeime, -kleie, Linsen, Kichererbsen, Kürbiskerne, Sprossen
3	Ferrum phosphoricum	Rote Beete, Bierhefe, Gartenkresse, Hirse, Kürbiskerne, Muscheln, Roggen, Soja, Wildfleisch, dicke Bohnen, Weizenkeime, Pilze, Leber, Leinsamen, Pistazienkerne, Paprikaschoten, Rotkohl, Pflaumen, Zucchini
4	Kalium chloratum	Banane, Melone, Gartenkresse, Hafer, Kohlrabi, Kartoffeln, Spinat, Sellerie, Kokosnuss, Datteln, Lauch, Möhren, weißer Rettich, Gurke, Linsen, Weizenkleie
5	Kalium phosphoricum	Nüsse, Studentenfutter, frisches Getreide, Artischocke, Sonnenblumenkerne, Sesamsamen, Zuckermais, Meeresfische
6	Kalium sulfuricum	Pflanzliche Eiweiße (Bohnen, Linsen, Erbsen), Roggen, Hafer, Gerste, Dinkel, Weizen, Brokkoli, Äpfel, Sesamsamen, Weichkäse, Leinsamen
7	Magnesium phosphoricum	Amaranth, Haferflocken, Sojabohnen, grüne Bohnen, dicke Bohnen, Leinsamen, Sellerie, Grünkern, Weizenkleie, Nüsse, Mais, Knoblauch, ungeschälter Reis, Datteln, Kohlrabi, Lauch, Möhren, Rote Beete, Kürbiskerne
8	Natrium chloratum	Leinsamen, Mangold, Mineralwasser, Brennnessel, Kürbiskerne, grüne Oliven, Fenchel, Staudensellerie, dicke Bohnen, Radieschen, Mangold, Löwenzahnblätter, Zuckermais, Pfifferling, Kopfsalat, Feldsalat, Gurke

	Tee	Gewürze
	(Tee unter I mit einem Tee unter II mischen) I (Calcium), Brennnessel, Eisenkraut, Frauenmantel, Goldrute, Holunderblüte, Liebstöckel, Löwenzahnblätter, Malve, Ringelblume, Sonnentau, Schafgarbe, Tausendgüldenkraut, Zinnkraut/II (Fluorid): Angelikawurzel, Frauendistel, Hanf, Hauhechelwurzel, Meisterwurz, Raute, Spitzwegerich, Walnussblätter, Wermut, Wollkraut	Basilikum, Petersilie, Bohnenkraut, Knoblauch, Kümmel, Liebstöckel, Pfefferkörner, Rosmarin, Schnittlauch, Senfkörner
	Eisenkraut, Frauenmantel, Malve, Sonnentau, Tausendgüldenkraut	Anis, Basilikum, Petersilie, Bohnenkraut, Knoblauch, Kümmel, Liebstöckel, Majoran, Rosmarin, Schnittlauch, Senfkörner, Thymian, Zwiebel
	Bibernellwurzel, Frauenmantel, Hagebutte, Raute, Spitzwegerich, Tausendgüldenkraut, Wacholderbeeren	Keine Angabe
	Walnussblätter, Wermut	Borretsch, Majoran, Petersilie, Zwiebel
	Augentrost, Birkenblätter, Bockshornklee, Frauenmantel, Gundelrebe, Isländisches Moos, Löwenzahn, Malve, Pfingstrose, Tausendgüldenkraut, Wermut	Anis, Bohnenkraut, Borretsch, Majoran, Muskatnuss, Petersilie, Pfefferkörner, Rosmarin, Schnittlauch, Thymian, Zwiebel
	Borretsch, Eibischwurzel, Enzian, Fenchel, Gundelrebe, Huflattich, Isländisches Moos, Löwenzahn, Mistel, Pfefferminz, Walnussblätter, Wermut	Bohnenkraut, Borretsch, Fenchel, Knoblauch, Kümmel, Majoran, Petersilie, Rosmarin, Zwiebel
	Buchkraut, Eisenkraut, Fetthenne, Frauenmantel, Hagebutte, Heidelbeerblätter, Lavendel, Lungenkraut, Malve, Pfingstrose, Raute, Sonnentau, Spitzwegerich, Tausendgüldenkraut, Waldmeister, Wermut	Majoran, Senfkörner, Thymian, Zwiebel
	Frauendistel, Rainfarn, Raute, Spitzwegerich, Walnussblätter, Wermut, Wollkraut	Anis, Basilikum, Bohnenkraut, Borretsch, Knoblauch, Liebstöckel, Majoran, Petersilie, Pfefferkörner, Schnittlauch, Senfkörner, Thymian

Nr.	Mineralstoff	Lebensmittel (allgemein)
9	Natrium phosphoricum	Rote Beete, Sellerie, Brennnessel, dicke Bohnen, grüne Bohnen, Möhren, Lauch, Kartoffeln, Rosenkohl, Rotkohl, Endiviensalat, schwarze Johannisbeere
10	Natrium sulfuricum	Leinsamen, Weichkäse, Fenchel, Spinat, Petersilie, Muscheln, Sellerie, Gans, Bohnen, Sesamsamen, Äpfel
11	Silicea	Hirse, Vollkorngetreide (besonders Hafer, Weizen, Roggen), Zwiebel, Gerste, Leinsamen
12	Calcium sulfuricum	Käse, auch Schafskäse, Leinsamen, Grünkohl, Petersilie, Kresse, Blattspinat, Erbsen, Sojabohnen, Brokkoli

	Tee	Gewürze
	Anis, Birkenblätter, Bitterklee, Bockshornklee, Fetthenne, Frauendistel, Hagebutte, Heidelbeerblätter, Löwenzahn, Lungenkraut, Pfingstrose, Raute, Schlüsselblume, Sonnentau, Spitzwegerich, Wermut	Anis, Bohnenkraut, Borretsch, Majoran, Muskatnuss, Petersilie, Pfefferkörner, Rosmarin, Schnittlauch, Thymian, Zwiebel
	Benediktenkraut, Bitterklee, Borretsch, Enzian, Frauendistel, Huflattich, Löwenzahn, Mistel, Stiefmütterchen, Walnussblätter, Wermut, Wollkraut	Bohnenkraut, Borretsch, Fenchel, Knoblauch, Kümmel, Majoran, Petersilie, Rosmarin, Zwiebel
	Angelikawurzel, Anis, Augentrost, Birkenblätter, Bitterklee, Blasentang, Bockshornklee, Borretsch, Buchkraut, Diptam, Enzian, Faulbaumrinde, Fenchel, Fetthenne, Gnadenkraut, Goldrute, Hirtentäschel, Hopfenblüte, Huflattich, Isländisches Moos, Liebstöckel, Löwenzahn, Lungenkraut, Malve, Raute, Salbei, Schlüsselblume, Sonnentau, Spitzwegerich, Stiefmütterchen, Taubnessel, Walnussblätter, Wegwarte, Zinnkraut	Anis, Basilikum, Borretsch, Fenchel, Knoblauch, Liebstöckel, Muskatnuss, Petersilie, Pfefferkörner, Rosmarin
	Löwenzahn	Keine Angabe

Tabelle 4: Lebensmittelempfehlungen in Bezug auf die Erweiterungsmittel

Element	Lebensmittel (allgemeine)
Iod	Apfel, Erdbeere, grüne Bohnen, Himbeere, Karotte, Rote Beete, schwarze Johannisbeere, Sauerkirsche, Tomate, Zitrone
Mangan	Erdbeere, Pfirsich, Sojabohne, Spinat, Tomate, Trauben
Kupfer	Austern, Bierhefe, weiße Bohnen, Cashewnüsse, Champignons, Edamer Käse, Emmentaler Käse, Erbsen, Geflügel, Getreide, Hering, Hummer, Kalbsleber, Kalbfleisch, Kokosnüsse, Lachs, Limabohnen, Linsen, Paprika, Pflaume, Pfifferlinge, Rindsleber, Roggenbrot, Scholle, Steinpilze, Weizenvollkornbrot
Arsen	Bohnen, Himbeere, Kartoffeln, Kohlrabi, Kopfsalat, Rettich, Rote Beete
Zink	Amaranth, Apfel, Bierhefe, Birne, Blumenkohl, Erbsen, Erdbeere, Haferflocken, Himbeere, Hühnereigelb, Kalbsleber, Kalbfleisch, Kohlrabi, Kopfsalat, Linsen, Mohn, Paprika, Paranüsse, Parmesan, Pfirsich, Rettich, Rosenkohl, Rote Bete, Rindfleisch, Roggenkeime, Roggenvollkornmehl, Sauerkirsche, Spinat, Sojamehl, Sonnenblumenkerne, schwarzer Tee, Weißkohl, Weizenkeime, Zitrone
Selen	Aal, Birne, Bückling, Eier, Forelle, Garnelen, grüne Bohnen, Hecht, Hering, Hummer, Kokosnüsse, Leinsamen, Lauch, Makrelen, Paranüsse, Paprika, Rotkohl, Sardinen, Scholle, Sojabohne, Steinpilze, Thunfisch, Tintenfisch, Zander
Chrom	Aal, Blumenkohl, Bohnen, Champignons, getrocknete Datteln, Edamer Käse, Gouda, Haselnüsse, Honig, Hühnereigelb, Mais, Paranüsse, Rettich, schwarze Johannisbeeren, Pflaume, Sauerkirsche, schwarzer Tee, Vollkornmehl, Zitrone, Zwiebeln

	Tee	Gewürze
	Bohnenhülsen, Dornschlehe, Eisenkraut, Enzian, Frauenmantel, Ginster, Gnadenkraut, Hauswurz, Isländisches Moos, Leinsamen, Lungenkraut, Raute, Ringelblume, Salbei, Schafgarbe, Spitzwegerich	Knoblauch, Thymian
	Borretsch, Johanniskraut, Stiefmütterchen	Borretsch
	Anis, Frauendistel, Frauenmantel, Gundelrebe, Hagebutte, Holunderblüten, Liebstöckel, Lungenkraut, Malve, Raute, Ringelblume, Schafgarbe, Spitzwegerich, Stiefmütterchen, Tausendgüldenkraut, Weißdorn	Anis, Basilikum, Bohnenkraut, Knoblauch, Kümmel, Zwiebel
	Akelei, Ehrenpreis, Gundelrebe, Johanniskraut, Liebstöckel, Rosmarin, Stiefmütterchen, Weidenrinde, Wollkraut	Bohnenkraut, Liebstöckel, Petersilie, Senfkörner
	Pfefferminze, Ringelblume, Salbei, Schafgarbe, Spitzwegerich, Wacholderbeeren, Weißdorn, Wermut, Zinnkraut	Anis, Basilikum, Borretsch, Fenchel, Knoblauch, Kümmel, Liebstöckel, Muskatnuss, Schnittlauch, Zwiebel
	Bockshornklee, Bohnenhülsen, Frauenmantel, Goldrute, Holunderblüten, Johanniskraut, Kamille, Melisse, Schafgarbe, Schlüsselblume, Spitzwegerich, Taubnesseln	Knoblauch, Kümmel
	Fenchel, Goldrute, Heidelbeerblätter, Hirtentäschel, Holunderblüten, Johanniskraut, Lavendel, Mistel, Odermennig, Walnussblätter	Majoran, Zwiebel

Abbildungsverzeichnis

Umschlag: Vorderseite:
Yuri Arcurs/iStock/Thinkstock/Getty Images
Klappe vorn:
Kathrin39/fotolia.com
ZoomTeam/fotolia.com
thepoeticimage/fotolia.com
Klappe hinten:
Picture-Factory/fotolia.com
Eléonore H/fotolia.com
PhotoSG/fotolia.com

Seite 4: Maria Vaorin/Thinkstock/Getty Images

Seite 6: Gerhard Seybert/fotolia.com
FurmanAnna/iStock/Thinkstock/Getty Images
malyugin/iStock/Thinkstock/Getty Images
Fuse/Thinkstock/Getty Images

Seite 7: AllebaziB/fotolia.com
cut/fotolia.com
zoommer/iStock/Thinkstock/Getty Images
Alliance/iStock/Thinkstock/Getty Images

Seite 8: Alliance/iStock/Thinkstock/Getty Images
Cathy Yeulet/Hemera/Thinkstock/Getty Images
filmfoto/iStock/Thinkstock/Getty Images
paultarasenko/iStock/Thinkstock/Getty Images

Seite 9: Alliance/iStock/Thinkstock/Getty Images

Seite 10: paultarasenko/iStock/Thinkstock/Getty Images

Seite 11: Cathy Yeulet/Hemera/Thinkstock/Getty Images
Alliance/iStock/Thinkstock/Getty Images

Seite 12: Gerhard Seybert/fotolia.com
studiovespa/iStock/Thinkstock/Getty Images
Alexander Pflüger GmbH & Co. KG
cut/fotolia.com

Seite 13: PhotoSG/fotolia.com

Seite 14: cut/fotolia.com

Seite 15: Yuri Arcurs/Hemera/Thinkstock/Getty Images

Seite 17: studiovespa/iStock/Thinkstock/Getty Images

Seite 18: PhotoSG/fotolia.com

Seite 19: Creatas Images/Creatas/Thinkstock/Getty Images

Seite 21: Valua Vitaly/fotolia.com

Seite 22: Gennadiy Poznyakov/fotolia.com

Seite 23: Victor Polyakov/iStock/Thinkstock/Getty Images

Seite 24: BartekSzewczyk/iStock/Thinkstock/Getty Images
Fuse/Thinkstock/Getty Images
Maria Vaorin/Thinkstock/Getty Images
Ralf Nau/Photodisc/Thinkstock/Getty Images

Seite 25: dolgachov/iStock/Thinkstock/Getty Images

Seite 26: Image Source Pink/Image Source/Thinkstock/Getty Images

Seite 27: Valua Vitaly/fotolia.com

Seite 30: Ralf Nau/Photodisc/Thinkstock/Getty Images

Seite 31: shvili/iStock/Thinkstock/Getty Images

Seite 32: Jacek Chabraszewski/fotolia.com

Seite 33: Fuse/Thinkstock/Getty Images
Comstock Images/Stockbyte/Thinkstock/Getty Images

Seite 35: Wavebreakmedia Ltd/Wavebreak Media/Thinkstock/Getty Images

Seite 37: Jacob Wackerhausen/iStock/Thinkstock/Getty Images

Seite 39: gpointstudio/iStock/Thinkstock/Getty Images

Seite 41: Paul Rodriguez/iStock/Thinkstock/Getty Images

Seite 42: Maria Vaorin/Thinkstock/Getty Images

Seite 43: Thomas Hammer/fotolia.com

Seite 45: Bo Valentino/fotolia.com

Seite 46: Tetiana Zbrodko/fotolia.com

Seite 47: Foremniakowski/iStock/Thinkstock/Getty Images

Seite 49: BartekSzewczyk/iStock/Thinkstock/Getty Images
PhotoSG/fotolia.com

Seite 51: Alliance/iStock/Thinkstock/Getty Images

Seite 52: moodboard/moodboard/Thinkstock/Getty Images
Purestock/Thinkstock/Getty Images

Alliance/iStock/Thinkstock/Getty Images
malyugin/iStock/Thinkstock/Getty Images
Seite 53: Alliance/iStock/Thinkstock/Getty Images
Seite 54: zoommer/iStock/Thinkstock/Getty Images
Seite 55: yuriyzhuravov/iStock/Thinkstock/Getty Images
Dmitry Margolin/Hemera/Thinkstock/Getty Images
Seite 57: kzenon/iStock/Thinkstock/Getty Images
Seite 59: Kesu01/iStock/Thinkstock/Getty Images
Seite 60: filmfoto/iStock/Thinkstock/Getty Images
Seite 61: Zerbor/fotolia.com
Seite 62: Alexander Pflüger GmbH & Co. KG
Seite 63: firina/iStock/Thinkstock/Getty Images
Seite 64: Purestock/Thinkstock/Getty Images
Seite 65: Hyrma/iStock/Thinkstock/Getty Images
Seite 66: LuckyBusiness/iStock/Thinkstock/Getty Images
Gerhard Seybert/fotolia.com
Seite 67: malyugin/iStock/Thinkstock/Getty Images
Seite 69: moodboard/moodboard/Thinkstock/Getty Images
Seite 71: Alexander Pflüger GmbH & Co. KG
Seite 73: Fuse/Thinkstock/Getty Images
Seite 77: Alexander Pflüger GmbH & Co. KG
Seite 78: Alexander Pflüger GmbH & Co. KG
Seite 79: Purestock/Thinkstock/Getty Images
Seite 80: moodboard/moodboard/Thinkstock/Getty Images
Seite 82: Alliance/fotolia.com
Seite 84: Gerhard Seybert/fotolia.com
Seite 85: cut/fotolia.com
Seite 86: Alexander Pflüger GmbH & Co. KG
Seite 88: schafar/iStock/Thinkstock/Getty Images
Seite 89: Wavebreakmedia Ltd/Wavebreak Media/Thinkstock/Getty Images
Wavebreakmedia Ltd/Wavebreak Media/Thinkstock/Getty Images
Seite 90: Wavebreakmedia Ltd/Wavebreak Media/Thinkstock/Getty Images
Seite 91: Wavebreakmedia Ltd/Wavebreak Media/Thinkstock/Getty Images
Seite 92: Wavebreakmedia Ltd/Wavebreak Media/Thinkstock/Getty Images
Seite 93: Wavebreakmedia Ltd/Wavebreak Media/Thinkstock/Getty Images
Seite 94: Wavebreakmedia Ltd/Wavebreak Media/Thinkstock/Getty Images
Seite 95: AllebaziB/fotolia.com
Les Cunliffe/fotolia.com
Seite 97: pialhovik/iStock/Thinkstock/Getty Images
Seite 98: mrgao/iStock/Thinkstock/Getty Images

Stichwortverzeichnis

Impressum

Bibliografische Information der Deutschen Nationalbibliothek
Die Deutsche Nationalbibliothek verzeichnet diese Publikation in der Deutschen Nationalbibliografie; detaillierte bibliografische Daten sind im Internet unter http://dnb.d-nb.de abrufbar.

1. Auflage 2015
ISBN 978-3-7776-2252-1 (Print)
ISBN 978-3-7776-2491-4 (E-Book, PDF)

Birkenwaldstr. 44, 70191 Stuttgart
www.hirzel.de

Printed in Germany

Satz: abavo GmbH, Buchloe
Druck und Bindung: BGZ Druck, Berlin
Umschlaggestaltung: Schreiber VIS, Bickenbach